幸「孕」妈妈——

幸福孕程
一日一读

王孝忠◎主编

黑龙江科学技术出版社
HEILONGJIANG SCIENCE AND TECHNOLOGY PRESS

图书在版编目（CIP）数据

　　幸福孕程一日一读 / 王孝忠主编 . -- 哈尔滨：黑
龙江科学技术出版社，2018.7
　　（幸"孕"妈妈）
　　ISBN 978-7-5388-9619-0

　　Ⅰ . ①幸… Ⅱ . ①王… Ⅲ . ①妊娠期－妇幼保健－基
本知识 Ⅳ . ① R715.3

　　中国版本图书馆 CIP 数据核字 (2018) 第 058814 号

幸　福　孕　程　一　日　一　读
XINGFU YUNCHENG YI RI YI DU

作　　者	王孝忠
项目总监	薛方闻
责任编辑	回　博
策　　划	深圳市金版文化发展股份有限公司
封面设计	深圳市金版文化发展股份有限公司
出　　版	黑龙江科学技术出版社
	地址：哈尔滨市南岗区公安街 70-2 号　邮编：150007
	电话：（0451）53642106　传真：（0451）53642143
	网址：www.lkcbs.cn
发　　行	全国新华书店
印　　刷	深圳市雅佳图印刷有限公司
开　　本	685mm × 920 mm　1/16
印　　张	13
字　　数	120 千字
版　　次	2018 年 7 月第 1 版
印　　次	2018 年 7 月第 1 次印刷
书　　号	ISBN 978-7-5388-9619-0
定　　价	39.80 元

一个全新的小生命静悄悄地来了，此刻开始，他与母亲的生命连为一体，一呼一吸都联系着彼此。孕育一个小生命不仅意义重大，而且责任重大。他承载着整个家庭的幸福，也关系着他自己的一生。因此，这就需要爸爸妈妈的加倍呵护。但是，对年轻夫妇来说，孕育生命、抚育宝宝是一个全新的课题，同时也是一个难题。

新手妈妈该如何给肚子里的宝宝最好的营养？

该做哪些事情，又不该做哪些事情？

怀孕期间生病了怎么办？

怎么知道宝宝在肚子里的发育情况？

孕期呕吐怎么办？失眠怎么办？

怎么样才能顺利分娩？

还有，怎么样才能让孩子更加聪明？

就这样，孕妈妈带着心中千万个疑问，开启了孕育之旅。

随着社会的发展，优生、优育、优教受到越来越多家庭的关注和重视，宝宝的孕育和抚育就成为一个家庭重要的事情。另外，这个小生命是如此的脆弱，若是稍不注意，任何事情对宝宝和妈妈都可能是一种伤害。孕妈

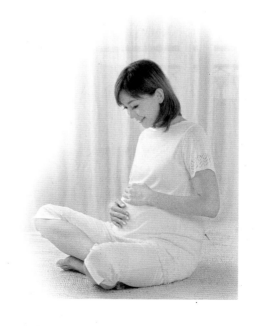

妈初次怀孕缺乏孕育经验，迫切地需要一本科学又易懂的孕育书，帮助孕妈妈预防日常生活中的意外和疾病的发生，从饮食、日常活动到产前检查等各个方面给予贴心和专业的指导。

本书以月为单位划分，内容涵盖备孕、孕育、分娩等知识，对孕妇妊娠过程给予全面讲解；根据孕妈妈每个月的身体变化及胎宝宝的发育情况，制定科学的日常生活起居、健康饮食、运动保健、疾病预防、胎教等内容，具体到每月、每周、每天，犹如私人医生一样，在身边时时刻刻提醒着，照顾着，来帮助孕妈妈安全度过孕育宝宝的 280 天。另外，除了对孕妈妈及胎宝宝的生活给予体贴入微的指导外，每月的胎教方案也是本书的重点。胎宝宝不仅要健康发育，还要聪明可爱，正确的胎教功不可没哦。随着宝宝在妈妈肚子里的成长，感知能力也得到发展，循序渐进的胎教模式更适合宝宝天赋的培养。

请跟随《幸福孕程一日一读》的脚步，了解孕产医学知识，躲开日常生活中的安全隐患，谨记医生的嘱咐与建议，幸福满满地过好每一天。

行动起来吧，从今天起，小心翼翼地走好每一步，让宝宝在孕妈妈的身体里发育出强壮的体质、聪明的脑力与优质的免疫力，为宝宝的未来打好坚实的基础。

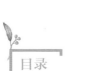

目录
CONTENTS

Part01 孕1月 宝贝，我们欢迎你

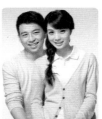

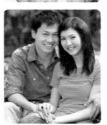

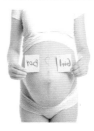

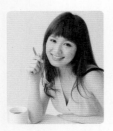

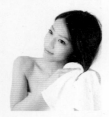

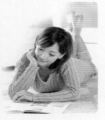

P_{art}02 孕2月 早孕反应知多少

P_{art}03 孕3月 安心度过害喜期

Part04 孕4月　放松心情养好胎

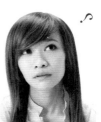
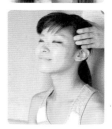
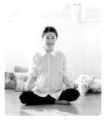

Part05　孕5月　宝宝开始动了

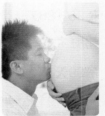
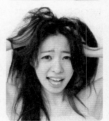
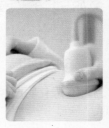

P_{art}06 孕6月　满怀欣喜地等待着

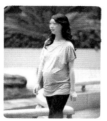
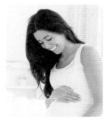
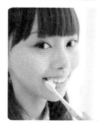

Part07 孕7月 宝贝，我们玩游戏吧

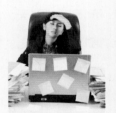
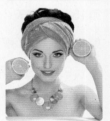
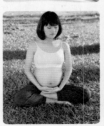

Part08 孕8月 掌握常识不担心

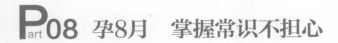

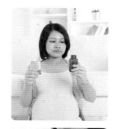
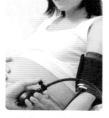
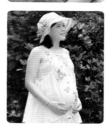

P_{art}09　孕9月　迫不及待的心情

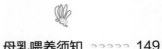
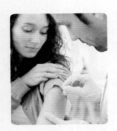
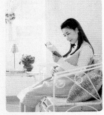
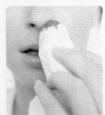

Part10 孕10月 宝贝要出生啦

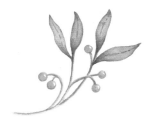

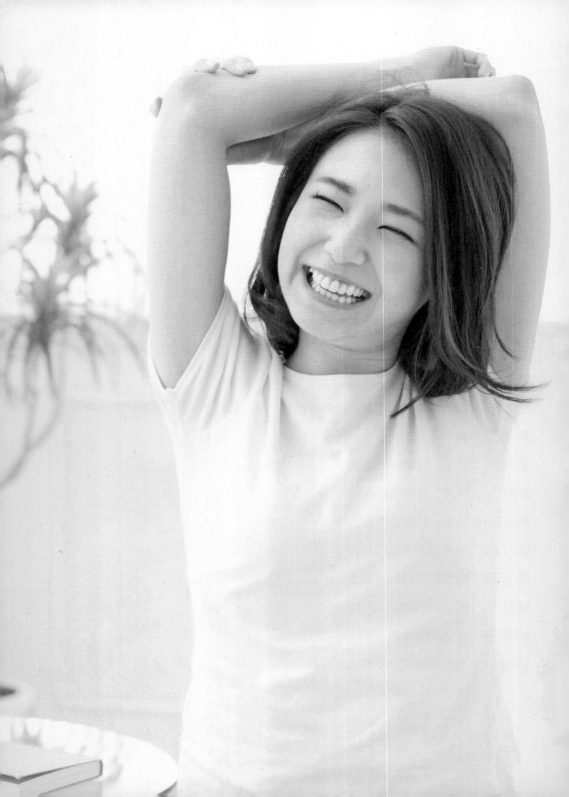

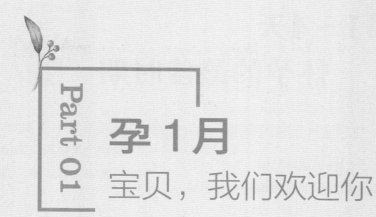

Part 01
孕1月
宝贝，我们欢迎你

孕1月妈妈的身体变化

从末次月经第一天算起，至28天为妊娠1个月。孕妇开始出现怀孕迹象，通常是在2周以后，这时子宫的大小与未怀孕时基本相同，还没有增大的现象。

孕1月胎儿的成长

胚胎学认为，受精卵在受精后7～10日，从输卵管游走到子宫，在子宫内着床，并从母体中吸收养分，开始发育。

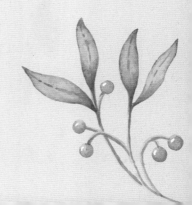

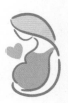

第1~4天
怀孕的最佳时期

女性最佳生育年龄

我们提倡适龄结婚、生育，并不是说婚育年龄越晚越好。专家建议，女性最佳生育年龄在24~30岁，最好不要超过35岁。这是因为女人在这个阶段，身体已完全发育成熟，卵子质量高，妊娠并发症少，胎儿发育好，早产、畸胎、痴呆儿的发生率最低，且分娩较顺利。此年龄段夫妻精力充沛，生活经验也比较丰富，有利于抚养好婴儿。

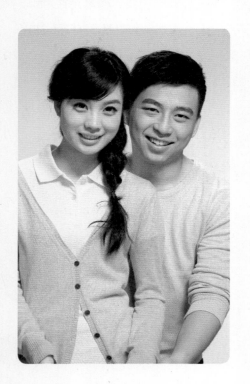

男性最佳生育年龄

遗传优生学家认为，男子最佳生育年龄应比妇女的最佳生育年龄晚1~2岁，即25~32岁。因为在25岁时，男性产生的精子活力最高，然后能持续5~7年。在此期间，精子有最强的生命力。

最佳受孕季节

现代医学认为，夏末秋初受孕最佳，8月是最佳的怀孕月份。因为孕妈咪在怀孕早期需要大量的营养，而夏末秋初时期富含维生素的蔬菜水果供应量充裕，孕妈咪可以充分摄取营养。

第5～6天
做好孕前准备

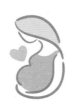

心理准备

从单身到结婚再到怀孕是一个心理需要调节的过程。怀孕会让女性产生喜悦的心情，但同时也会因为缺乏怀孕和生育经验，或怀孕后身体、工作和生活方式等都会改变而产生紧张、不安和焦虑等情绪。所以，在迎接一个新生命降临前，有许多事情需要仔细规划和准备，因为这绝对是女人一生中最重要的里程碑。

身体准备

孕前注意身体的调理，并且积极治疗一些本身就有的慢性病或其他疾病，只有这样才能在怀孕时给予宝宝最有利的生长环境。生活习惯、睡眠、营养摄入等都会影响体质，所以女性要学会缓解压力，合理调整和安排自己的工作和生活，保证充足的睡眠，保持良好的情绪，为孕育宝宝打下良好的基础。

经济准备

孕育宝宝是件大事，需要做好必要的经济准备，因为怀孕后，孕妈妈的知识获取、饮食调养都需要经济的支撑。尤其孕妈妈的衣物、宝宝的用品等，需要更新、购买，更不用说宝宝出生后的养育费用。因此，在孕前就需做好经济准备。

孕前要戒烟酒

吸烟与不孕症有很大关系，因为香烟在燃烧过程中所产生的有毒化学物质可能导致细胞突变，对生殖细胞会造成一定的损害。卵子和精子突变后会导致胎儿畸形和智力低下。

酒的主要成分是酒精，酒精在体内达到一定浓度时，对大脑、心脏、肝脏、生殖系统都有损害。孕妇饮酒会造成流产、早产、死胎，且上述情况发生率较常人明显升高。酒精还可导致受精卵不健全，酒后受孕可造成胎儿发育迟缓。

第7天
疾病患者怀孕注意事项

肾炎患者怀孕须知

怀孕前曾患过肾炎的妇女，孕期应特别注意保健，要多卧床休息，不可劳累，饮食中要摄入丰富的蛋白质和维生素；孕期中要有医护人员监护，以便及时发现妊娠高血压等疾病，随时采取有效的控制措施。

肝炎患者怀孕须知

若孕妈咪在妊娠早期患有急性肝炎，最好做人工流产，妊娠中、晚期则应在专科医生指导下积极治疗；治疗时可采用高蛋白质饮食疗法及卧床休息等办法；产后不宜用母乳喂养，以减少产妇体力的消耗及避免对婴儿传染。

肺结核病患者怀孕须知

处于开放期的结核病人不适合怀孕，必须在治愈肺结核病后，调理好身体再怀孕。因为在肺结核开放期怀孕，会加重器官的负担，同时，出现的早孕反应会影响病人的营养供应。随着胎宝宝的生长，所需的营养增加，会使孕妈妈身体变得更加虚弱，抵抗力下降，病情加重。另外，治疗结核病的药物，如链霉素、异烟肼、利

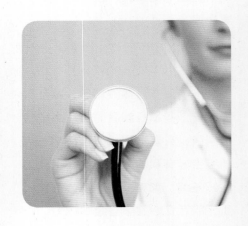

福平等都对胎宝宝有较大的影响，会导致先天性耳聋或畸形，甚至死胎。

曾患过结核病现已痊愈的女性，妊娠后一定要有足够的营养、充足的睡眠、规律的生活及良好的环境，定期到产科及内科就诊，应在医生的监护及治疗下平安地度过孕产期。

第8天　健康饮食早知道

在准备怀孕之前，准爸爸、准妈妈要调整自己的饮食习惯，合理调配膳食，这样才能生出健康、聪明的小宝宝。

生活习惯应更加健康

孕妈妈孕前饮食要健康全面，这样才能保证摄入足够的营养素；少吃含有食品添加剂或者腌渍、熏烤的食物，少吃罐头及少喝饮料；洗蔬菜注意以浸洗的方法去掉残留农药；还得戒除吸烟饮酒的习惯。

多摄入益智营养素

补充叶酸。叶酸是胎儿生长发育中不可缺少的营养素。它是B族维生素的一种，对细胞的分裂、生长及核酸、氨基酸、蛋白质的合成起着重要的作用。若不注意孕前与孕期补充叶酸，会影响胎儿大脑和神经管的发育，有可能造成神经管畸形，严重者可致脊柱裂或无脑畸形儿。育龄期的女性每天都应补充0.4毫克的叶酸，孕妇为0.8毫克。孕前及孕早期尤应注意多摄入富含叶酸的食物，如红苋菜、菠菜等。

孕前补碘。碘堪称"智力营养素"，是人体合成甲状腺素不可缺少的原料。而甲状腺素参与脑发育期大脑细胞的增殖与分化，是不可缺少的营养成分。经补充碘营养出生的孩子，其体重、身高及智力水平均高于未补碘孕妇生出的孩子。准备怀孕的女性最好检测一下尿碘水平，以判明身体是否缺碘。孕前补碘比怀孕期补碘对下一代脑发育的促进作用更为显著。

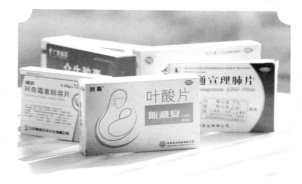

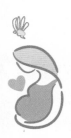

第9~10天
爸爸的精子

精子的质量要靠爸爸

精子的产生是男性发育成熟的标志，它持续于整个成年期，也是繁衍后代不可缺少的遗传物质。精子需要均衡的能量补充，在适宜的温度下，才能大量、健康地产生。

专家建议，男性应从生活中的小事做起，保护自己的精子，例如：

❀ 日常操作电脑时，与电脑屏幕保持不少于70厘米的距离，不要把笔记本电脑放在膝上。

❀ 不要穿紧身裤。

❀ 少吃豆类食品。

❀ 少去桑拿房、蒸汽浴室。高温蒸浴直接伤害精子，还抑制精子生成。

❀ 不要将手机放在裤兜里。

❀ 戒烟，少饮酒。

❀ 多参加锻炼。

❀ 摆正心态。精神压力过大也对精子的成长有负面影响。

男性应做些能让自己放松的事情，如散步、听音乐等。

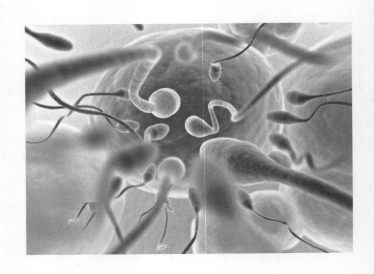

第11天　新生命的诞生

精子是由成年男性的睾丸所产生的生殖细胞。正常男性每天可产生几百万甚至几亿个精子，当男子性高潮射精时，它与前列腺及精囊腺分泌的液体组成精液，一同排出体外。但是，在这些为数众多的竞争者当中，只有极少数幸运儿可以冲破重重障碍，通过阴道和子宫，到达输卵管，与卵子相遇。假如睾丸产生的精子没有从男性的射精管排出，则会逐渐衰老、死亡，被更加年轻的精子所取代。

卵子是由卵巢细胞发育而成。女性从青春期一直到绝经期，真正能够完全发育成熟并正常从卵巢排出的卵子只有 400～500 个。一个卵子在排出后可存活约48小时，在这48小时内，卵子与精子结合形成受精卵。女性一般是左右两个卵巢轮流排卵，少数情况下能同时排出两个或两个以上的卵子。如果分别与精子相结合，就出现了双卵双胞胎和多卵多胞胎。不过假如卵子排出后未受精，便会在48～72小时内自然死亡，失去这次受精的机会。如果要再受精，则需等到1个月后另一个卵子成熟并被排出。

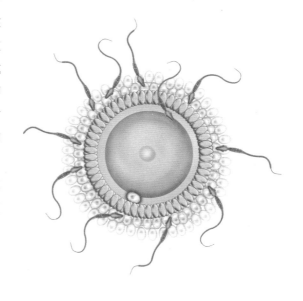

女性排出的卵子由输卵管伞端吸入输卵管最粗的壶腹部中，在此等待精子。射入到阴道内的精子靠自己的力量运动，不过，阴道内的酸性较强，难以抵挡酸性的精子会拼命地寻求中性或碱性环境，沿着子宫腔朝着输卵管的方向前进。精子通过输卵管的入口，进入输卵管内，遇到卵子，与其结合。精卵结合标志着新生命的诞生，此时的子宫内膜最适宜受精卵着床，着床后不停地进行细胞分裂，便可孕育出胚胎，神奇的生命之旅就此展开。

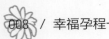

第12~14天
备孕妈妈居住出行须知

孕妈妈居住的环境要适宜

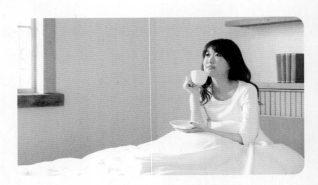

　　夫妻决定怀孕的时候，最好将居室整理一番。孕妇的居住环境要保证安静舒适、清洁卫生，有清新的空气以及良好的通风设施，这些将有助于孕妇轻松悠闲地度过孕期。

　　居室空间不一定要大，但要温馨舒适；居室要注意整洁通风，避免居室装修后散发有害气味，这种气味会严重地影响孕妇和胎儿的健康；卧室中悬挂一些两人都喜欢的可爱宝宝的图片，会使准妈妈产生许多美好的遐想，心情愉悦。如果孕妈妈是在紧张繁忙、技术要求高的环境中工作，家中不妨用粉红色、橘黄色、黄褐色等暖色调进行布置。另外，孕妈妈会经常起夜，建议在孕早期就准备一盏小夜灯，确保孕妈妈晚上的安全，等宝宝出生后，这盏小夜灯也能发挥很大的作用。

孕妈妈出行要注意

　　如果孕妈妈去坐公交车的话，一定要坐在靠前的位置，这样能减少颠簸，以免意外发生。安全出行的一个要素就是，你要把自己孕妇的身份能够让别人快速识别，这样才能有多一层的安全保障。另外，在没有位置的情况下，要找一个通风的地方站稳扶好，以免摔倒。如果孕妈妈去坐地铁，一定要找到位置坐好，应选择车头或车尾位置，切忌在车厢内走动，这样可尽量避免被人撞伤、颠簸；地铁到站后，一定要等车完全停稳后再下车。

第15天
积极的怀孕心理

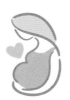

孕早期的心理变化

在怀孕早期，由于一些生理的变化，加上早孕反应，孕妈妈的心理和身体的压力会比平时大一些，特别是一些并没有做好怀孕心理准备的孕妈妈，还有一些事情（像学习、工作等方面）没来得及处理，会因为妊娠而带来种种不便。此时，孕妈妈常常会心烦意乱，会因为一点小事而发脾气，哭闹等。

孕妈妈要保持良好的心态

在怀孕期间，孕妈妈一定要保持良好的心态，首先自己应该注意精神修养，克制自己的情绪，做到胸怀博大、情绪平和，多与家人沟通，谈心，为胎宝宝创造一个良好的生活环境。这样会使腹中胎宝宝的胎动缓和而有规律，按照生命节律良好而有序地发育。

准爸爸应做的事

1. 保证妻子的营养供给。准爸爸要特别注意为孕妈妈安排好饮食，保证营养均衡。

2. 不要抽烟喝酒，保持生活环境卫生。

3. 保持开朗愉悦的心态，陪伴准妈妈就诊，参与每一项孕检过程。

4. 帮助妻子做好情绪胎教。丈夫在情绪胎教中有着义不容辞的责任，应多陪妻子到幽静的公园、田野中散步，给妻子看些描述天伦之乐的图书，让妻子参与社交活动，陪妻子做短途旅游等。

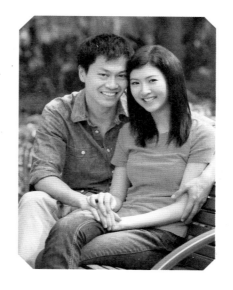

第16~18天
如何做到高质量受孕

高质量性高潮

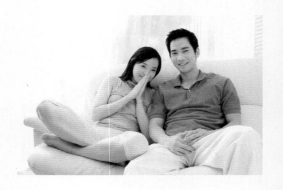

男性在性高潮时射精，精子的活力最旺盛，精液中的营养物质及激素充足，有利于精子及早抵达输卵管。而性交时女性的快感越强烈，由子宫颈管分泌出来的液体就越多。分泌物中的营养物质如氨基酸和糖含量增加，可增强精子的活力。性快感与性高潮促进子宫收缩及输卵管蠕动，有助于精子上行，从而达到受精的目的。

优化的心境要求双方在性结合时心情和性欲都必须处于最高水平中。在选择好的最佳受孕日里，夫妻双方应进行感情交流，多一点肌肤之亲，利用浪漫的音乐和柔和的灯光，配上性感迷人的内衣来营造气氛。夫妻双方在情感、思维和行为等方面都达到高度协调时同房，调动一些手段以增强双方的性感及性欲高潮，有助于孕育出一个健康、聪明的优秀宝宝。

居室方面的准备

整洁通风的房屋。居室要求通风良好，室内应整齐清洁，舒适安静。

适宜的温度。孕妈妈居室的温度最好保持在20~22℃，温度不能太高，也不能太低。夏天室温高，可开窗通风；冬天可以暖气取暖调节室温。

适宜的湿度。居室最好的空气湿度以50%为宜。

居室的色彩。居室的色彩搭配应以温柔、清新为主。采用乳白色、淡蓝色、淡紫色、淡绿色等色调，可使孕妇内心的烦闷很快消除，心情趋于平和、安详。

第19天 宝宝的性别谁决定

人体是由无数细胞所构成的，而几乎所有细胞的中心都有称为核的部分。此部分存在着细线状物质，这种物质能够利用特别的色素染色，因此称为染色体。

在人体细胞中有23对（46条）染色体，其中22对（44条）为常染色体，1对为性染色体。常染色体是不论男女都具有的染色体，也称为体染色体。

性染色体有两种，即X染色体和Y染色体。女性的一对性染色体是两条大小形态相同的XX染色体；男性的一对性染色体则不相同，一条是X染色体，一条是较小的Y染色体。

有趣的是，人体染色体的数量，不管在身体哪个部位的细胞里都是成双成对存在的，具体有46条23对，可是唯独在生殖细胞——卵子和精子里，却只剩下23条。这是因为精子和卵子在形成时，经过两次减数分裂，使原有的染色体数目减半，最终每个精子和卵子就具有23条染色体，包括22条常染色体和1条性染色体。

由于女性的性染色体是XX，只能形成一种卵子，即含一条X染色体的卵子；男性性染色体是XY，可形成两种精子，即含X精子或含Y精子。

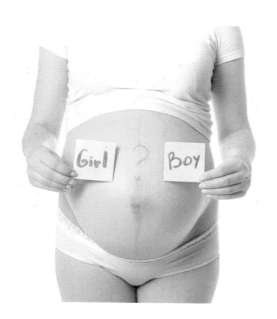

其中含X精子与卵子结合形成XX合子，发育成女孩；含Y精子与卵子结合形成XY合子，发育成男孩。受精时，两种精子，与卵子结合是随机的，其机会均等，也就是说形成XX合子与XY合子的机会各有50%。可以说，从受孕的那一刻起，孩子的性别就被确定了。

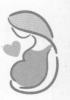

第20～21天
孕妈妈的健康生活方式

　　其实在受孕前，年轻夫妇就应回归健康的生活方式，以利于优生优育，怀孕后，更应继续保持这种良好的生活习惯。

　　❀ 保证健康规律的生活，保证充足的睡眠，避免过于劳累，不熬夜。

　　❀ 避免长时间操作电脑、玩游戏或看电视。

　　❀ 避免接触有害物质，如农药、铅、苯、汽油、X线及其他放射性物质等。

　　❀ 家中若养有宠物，如狗、猫、鸟等，请送给亲友或寄养在朋友家。

　　❀ 戒除不良嗜好，如吸烟、酗酒、吸毒等，烟酒不仅影响身体健康，还会影响胚胎的发育，使智力低下和畸形儿的发生率相对增高。

　　❀ 受孕前半年完全停止服用避孕药，其他药物也应在医生指导下服用。

　　❀ 阅读有关孕期保健和育儿方面的书籍、杂志，做到心中有数，从容应对孕期可能发生的问题。

　　❀ 根据身体条件制订适宜的健身计划，参加有益身心的体育活动，如慢跑、散步、游泳、瑜伽等。

　　❀ 欣赏书法作品，陶冶情操，多听欢快、轻松的音乐，保持情绪愉悦。

　　❀ 按时就餐，保证营养配餐，减少在外就餐的次数。

　　❀ 在医生的指导下及早开始服用叶酸等营养素，保证均衡的营养。

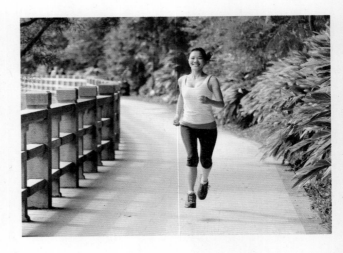

第22天
孕前的体重有要求吗

专家研究表明，体重过重或过轻的女性，会因内分泌功能受到影响而不利于受孕。体重过轻，表明体内的营养状况欠佳，怀孕后容易生出低体重儿；反之，身体肥胖容易导致某些妊娠并发症，如高血压、糖尿病等，容易生出巨大儿。另外，体重不正常还会使婴儿出生后第一年患呼吸道疾病或腹泻的概率增大。所以，一旦计划怀孕就要注意把体重调整到正常水平。

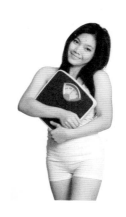

那么，你知道评价体重的标准及计算方法吗？

目前国际上常用的衡量人体胖瘦程度以及健康与否的一个标准是BMI，简称体重指数。其计算公式如下：

$$体重指数（BMI）= \frac{体重（千克）}{身高（米）\times 身高（米）}$$

体重指数	类别	罹病机会
＜18.5	过轻	某些疾病罹患率增高
18.5~22.9	正常	正常
23~24.9	过重	增高
25~29.9	肥胖	高
＞30	痴肥	严重

罹病情况包括糖尿病、血糖过高、血胰岛素过高、高脂血、冠心病、高血压、癌症、痛风等。

如果孕前体重低于标准，除了增加饮食量外，还应多摄取优质蛋白质和富含脂肪的食物，如肉类、蛋类、鱼类及大豆制品，使体重达到标准范围。

第23～26天 孕早期不宜做的检查与应回避的工作

不宜做X线检查

X线是一种波长很短的电磁波，它能透过人体组织，使体液和组织细胞发生变化，引起不同程度的损伤。受孕后2～8周，胚胎器官正处于高度分化和形成中，此时，一旦接受X射线检查，就有可能使胚胎基因的结构发生变化，或者使染色体发生断裂，从而造成胎儿畸形甚至胎儿死亡。

妊娠3个月以后，胎儿的大多数器官正逐步形成，X线检查会影响胎儿的性腺、牙齿和中枢神经系统的发育，使胎儿在子宫内发育缓慢，出生后智力低下。另外，有关专家还指出，早期胎儿被X线照射，还有可能在其10岁以内发生恶性肿瘤和白血病。

不宜做CT检查

CT可利用电子计算机技术和横断层投照方式，将X线穿透人体每个轴层的组织。它具有很高的密度分辨力，要比普通X线强100倍，其对人体的危害也比X光大得多。孕妈妈若在怀孕的前3个月内接触放射线，可能引起胎儿畸形、胎儿脑积水或造血系统缺陷、颅骨缺损等严重后果。

应回避的工作

某些特殊工种。经常接触铅、镉、汞等金属，会增加妊娠女性流产和死胎的概率。

高温作业、振动作业和噪声过大的工种。有研究表明，工作环境温度过高、振动剧烈、噪声过大，均会对胎儿的生长发育造成不良影响。

接触电离辐射的工种。电离辐射可严重伤害胎儿，甚至会造成畸胎、先天愚型和死胎。

第27～28天 孕1月胎教方案

胎教应该以胎儿的生理发育为基础，根据胎儿生长发育的规律，从各方面对胎儿实施积极的教育和刺激。

孕1月的胎教方案应是调理好孕妈妈身体，使受精卵在母体内顺利着床，健康发育。此月还是胚胎分化与形成时期，孕妈妈应为其提供舒适的生长环境和丰富的营养，忌烟戒酒，保持心情愉快，使自己能在温馨、舒适的环境中孕育宝宝。

制订胎教计划

在怀孕之初，准妈妈就应该做好孕期的胎教计划，胎教是一个循序渐进的过程，首先需要了解胎儿生理发育的特点，再根据其特点逐步实施合理的胎教计划，以最大限度地开发胎儿的潜能。

1～4个月是胎儿的快速成长期，这个时期内，神经系统和循环系统都已经开始发育，此时胎教的基础是营养，其次是良好的环境。怀孕第4至第5个月，孕妈妈可开始进行音乐胎教。大概在5个月的时候，胎儿对妈妈的情感会有反应。所以准妈妈要保持良好的心情，跟胎儿进行情感上的交流。

5～7个月的孩子很喜欢爸爸的声音，对话胎教正当时，且爸爸说话比妈妈更有效，因为男性的声音具有穿透力，更容易穿透腹壁进入到胎儿的耳朵里。

在8个月的时候，胎儿的身体就基本发育成形了。这时候，胎儿开始对外界的声音、动作有了反应，妈妈通过抚摸肚子也可以感受到孩子的动作和情绪。

保持身心愉悦，让宝宝的发育有一个好的开始

在孕前就进行孕前营养、孕前身心、最佳的怀孕时机的准备等，都是胎教的内容。在怀孕前，准爸妈应该有意识地进行身心的调理，保持情绪愉悦，让宝宝在快乐、幸福和爱的氛围中来临。孕早期是胚胎各器官分化的关键时期，母亲的情绪会引起内分泌变化，可以通过胎盘影响宝宝的大脑发育。所以，此月孕妈妈应尽量避免情绪激动、紧张，保持平和、愉悦，让宝宝的发育有一个好的开始。

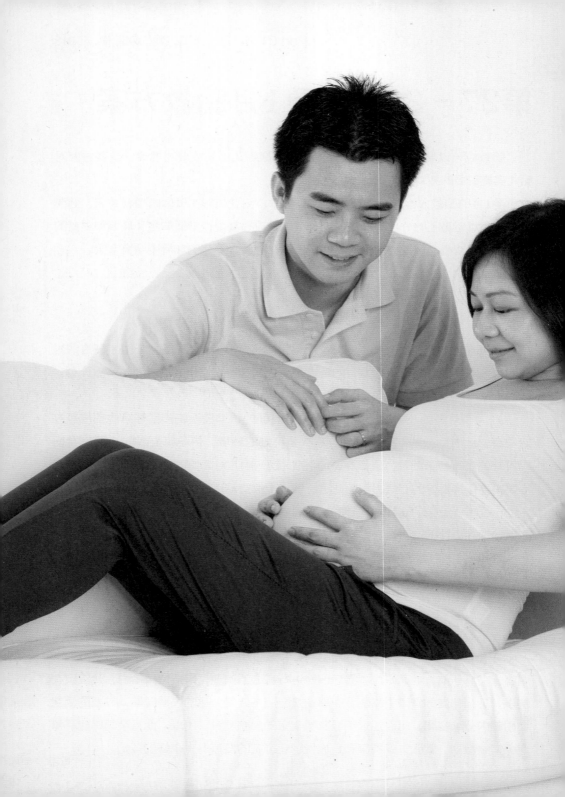

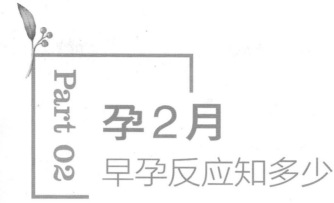

Part 02

孕2月
早孕反应知多少

孕2月妈妈的身体变化

在第2个月内，孕妈妈会出现身体慵懒、发热，食欲下降，恶心呕吐，情绪不稳，心情烦躁，乳房发胀，乳头时有阵痛，乳晕颜色变暗等情况，有些人甚至会出现头晕、鼻出血、心跳加速等症状。

孕2月胎儿的成长

怀孕2个月时，胚胎的细胞仍在快速地分裂，胎儿的器官进入形成期，即受精后的15~56天是胚胎高度变化和形成的时期。

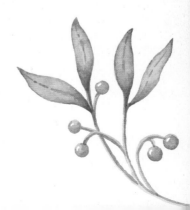

第29天
孕妈妈的头发护理

洗发液的选择

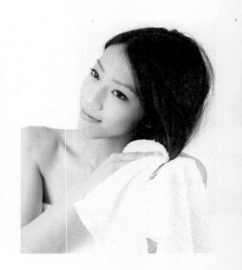

妊娠后，孕妈妈的皮肤变得非常敏感，这时孕妈妈应该选择适合自己发质且较温和的洗发液来清洗头发。如果妊娠前用的洗发液适合发质，则最好不要换用其他品牌的产品，以免突然刺激头皮，引起过敏，使胎宝宝受到影响。有些孕妈妈的头发会由于缺乏蛋白质而变得很脆弱，此时可以选择能给头发补充蛋白质的洗发液，从而改善这种情况。

头发的护养

孕妈妈容易脱发，这是一种自然的现象。此时，孕妈妈应常用洗发液洗头发，用梳子梳头发，保持头发干净；洗发时在洗去污垢的同时，可适当地按摩头部。

洗完头发后，孕妈妈可戴上透气性好、吸水性强的干发帽，头发很快就能变干，但是要注意干发帽要选择质地柔软、卫生、抑菌的。

孕早期不宜烫发或染发

孕妈妈应避免在怀孕早期烫发、染发。由于孕妈妈在怀孕早期皮肤敏感度较高，烫发、染发会对皮肤造成伤害，也会危害胎儿，有可能会导致流产。

第30～33天 终于怀孕了

想要孩子的女性应该早些了解自己是否已经怀孕，这样可较早对胎儿加以保护，避免有害因素影响。怀孕后会有一系列生理变化，孕妈妈从以下情况中可初步判断自己是否已经怀孕。需要说明的是，如果怀疑怀孕了，应该去医院请医生诊断证实，排除一些异常情况，切不可随便自行诊断。

月经停止。如果月经之前一直很有规律，一旦超过7天以上不来，而之前没有采取可靠的避孕方式，应首先想到可能是怀孕了。这是怀孕的最早信号，过期时间越长，妊娠的可能性就越大。

早孕反应。月经暂停后出现的一些不适现象叫早孕反应。最先出现的反应是畏冷，并逐渐出现疲乏、嗜睡、食欲不振、挑食、喜酸、怕闻油腻味、早起恶心甚至呕吐等现象，严重时还会头晕、乏力。

基础体温升高。一直在测量基础体温的女性，怀孕后可发现晨起的基础体温往往升高了0.3～0.5℃。

尿频。怀孕后由于子宫增大，压迫膀胱，使小便次数增多，这种现象多在夜间出现。每次小便量通常不多，有些孕妇甚至需要每小时如厕一次。小便频繁的现象最早开始于受孕后一星期，然后持续到分娩之后才消失。

乳房变化。怀孕后乳房会增大，有胀满感，乳头有刺痛感，乳晕颜色变深，皮肤下出现一些结节等。

除观察以上生理反应外，女性朋友还可以一些辅助工具或检查来确定自己是否已经怀孕，比如在普通药店就能买到的早孕试纸。

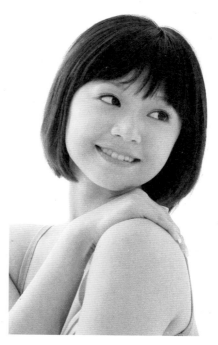

第34~35天
孕妈妈爱的记录

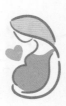

爱的记录

确定怀孕以后，孕妈妈最好开始写妊娠日记，记录宝宝第一次胎动的时刻。

另外，妊娠日记中还应包括在妊娠期间发生的有关事项，特别是医院的检查结果、孕妈妈的身体状况、胎儿的异常状况等。及时记录的这些情况，将会是一份宝贵的档案资料。妊娠日记中，下列重要内容切不可遗漏：

1.末次月经日期。医生根据该日期可以大致推算预产期。

2.早孕反应何时开始，何时消失，以及反应程度。

3.第一次胎动的日期与以后每日的胎动次数。

4.孕期出血情况，记录出血量和持续时间。

5.若孕期患病，应加以记录，包括疾病的起始日期、主要症状和用药品种、剂量、天数、不良反应等内容。

6.有无接触有毒、有害物质及放射线等。

7.重要化验及特殊检查项目，如血常规、尿常规、血型、肝功能、B超等的结果。

8.情绪变化或性生活，也应加以记录。

9.产前检查的日期、胎位情况。

10.一些生活习惯、外出旅行的情况、工作状况等也应加以记录。

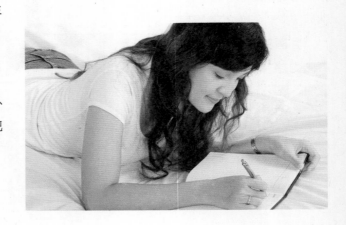

第36～37天
妊娠反应是怎么回事

妊娠早期反应症状

女性在怀孕早期会出现一系列异常现象，一般会持续1～2个月，最迟在第4个月月末消失。这种现象一般不会对孕妈妈和胎儿有太大影响，症状多为食欲不振、恶心、呕吐、厌油腻、偏食、腹胀、头晕、乏力、嗜睡，甚至低热等，呕吐一般在空腹或清晨时较为严重，还有些孕妈妈特别喜欢吃酸性食物。这是孕妈妈特有的生理反应，这种反应的时间、程度、症状会因人而异，有的孕妈妈早孕反应严重，有的却不明显。

孕妈妈要特别重视连续性呕吐，甚至连喝水也吐，以至于不能进食、进水的现象。孕妈妈只能靠消耗身体中原有的营养素来维持生命，因此很快消瘦，体重减轻，十分虚弱，这时就容易产生电解质紊乱，对孕妈妈和胎儿不利。

如何克服早孕反应

◎消除心理负担

保持心情愉快，多了解一些相关的医学知识，有助于消除对怀孕的心理负担，如对胎儿性别想得太多，担心怀孕、哺乳会使自己的体形发生变化，对分娩过分害怕等等。

◎选择喜欢的食物

早孕反应剧烈会引起食欲不佳，这时孕妈妈可以选择一些自己喜欢的食物来吃；还可在医生指导下口服维生素B_1、维生素B_6、维生素C等，配合适当休息；还可以用橘皮煎水饮用或口含姜片，以缓解症状。

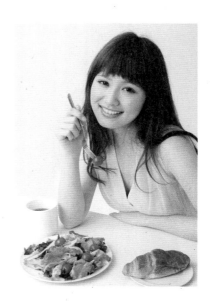

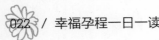

第38~40天
孕早期妈妈注意事项

注意防畸

确定妊娠后，为防止出现胎儿畸形的情况，妊娠1个月要注意以下几点：

1.通过检查及时发现是否异常妊娠，如宫外孕以及孕妈妈生殖器官是否畸形，有无肿瘤等，以便及时处理。

2. 应避免外界不利因素的影响，如防止病毒感染，不要轻易用药，禁止X线、CT检查，避免长时间操作计算机和看电视等。

3. 生活要有规律，做到按时休息，定时用餐，保证睡眠，避免过于劳累，睡午觉时间最好增加30分钟至1小时。

4. 坚持口服叶酸片，孕早期每天0.8毫克，可预防胎儿神经管畸形。

孕早期用药原则

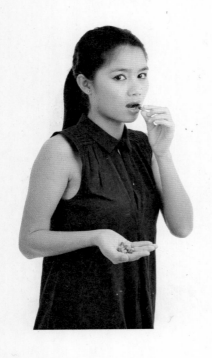

1.药物的致畸作用主要与药物性质、用药时胚胎发育阶段、胎儿对药物的敏感性、药物剂量的大小以及用药时间长短有关。妊娠的前3个月是胎儿的各器官分化、发育、形成阶段，此时应尽可能避免用药，但不包括必需的治疗药物。

2.任何药物（包括中药）的使用必须得到医生的同意，并在医生的指导下使用。

3.怀孕期间必须用药时，应尽可能选择对胎儿无损害或影响最小的药物，尽量避免大剂量、长时间使用药物或多种药物一起使用。病愈或基本痊愈后要及时停药，以达到既去除母体疾病，又不损伤胎儿的目的。

第41～42天 如何推算预产期

人类的平均怀孕期须满40周（共280天），所以怀孕满40周的那一天就是预产期。因为一个月约4个星期，所以人们常说"怀胎十月"。月经有规律的孕妈妈，预产期以最后一次月经的月份加9（如果加9后得出的数字超过12，则改为减3），天数加7即可得知。例如，最后一次月经为1月1日，则预产期就在10月8日；若最后一次月经为10月10日，则预产期即为第二年7月17日。

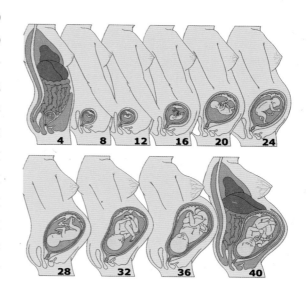

如果孕妈妈对末次月经来潮的确切日期记不清了，那么可参考下面的方法进行推算。

◎根据早孕反应的时间推算

一般妊娠反应在闭经6周左右出现，这时，预产期的推算方法是，出现早孕反应日加上34周，为估计分娩日。

◎根据胎动出现的时间推算

一般情况下，孕妈妈能感觉胎动出现是在怀孕18～20周时，那么按胎动推算预产期的方法是胎动出现日期再加上20周，这就能推测出大约的预产期。不过，曾生产过的孕妈妈往往会提早感觉到胎动，大概在17周、18周就会发生，因此加22周才是预产期。自觉胎动时期往往因人而异，所以这种算法并不精确。

◎根据B超检查推算分娩日期

该方法主要通过B超测双顶径（BPD）、头臀长（CRL）及股骨长（FL）进行测算。孕早期B超对胎龄的估计较为准确。

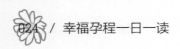

第43~45天
孕妈妈正确的生活方式

孕妈妈不宜多饮汽水

汽水中含有磷酸盐，进入肠道后能与食物中的铁发生化学反应，形成难以被人体吸收的物质，所以大量饮用汽水会大大降低血液中的含铁量。怀孕期间，孕妇本身和胎儿对铁的需要量比任何时候都要多，如果孕妇长期饮用汽水，势必导致缺铁，从而影响孕妇健康及胎儿发育。

孕妈妈不宜喝咖啡

咖啡中含有咖啡因，能破坏维生素，引起神经中枢兴奋，表现为不安和失眠。

孕妈妈喝咖啡会影响胎儿健康，会导致胎儿损伤或流产，产下的婴儿不如正常婴儿健壮，也不如正常婴儿活泼。

孕妈妈忌服用安眠药

安眠药对胎宝宝有极为不良的影响。药物会通过胎盘被胎儿直接吸收，而胎儿对此类药物尚未具有抵抗力，这样不但会抑制胎儿的呼吸功能，引起肺功能障碍，同时还会使血液中的红细胞增多，引起黄疸症。

注意嘴唇卫生

空气中混杂的灰尘和一些有毒物质，如氮、硫、铅等元素，都会落到孕妈妈的嘴唇上。孕妈妈喝水和吃食物时，这些物质就会被带进体内，从而导致胎宝宝无辜地受到伤害。因此，孕妈妈外出时，一定要涂一些能够阻挡有害物的护唇膏。但要注意的是，孕妈妈涂过后，吃东西时要将嘴唇清洁干净。

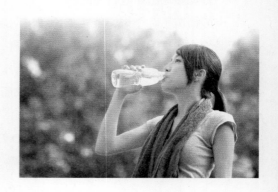

第46~47天
准爸爸需要做些什么

帮忙做家务劳动

在此期间，准爸爸应该下厨做饭。有些孕妈妈会因孕吐而吃不下东西，丈夫要注意做一些妻子喜欢的饭菜，以保证营养的供给，要尽量多准备几种小菜，供妻子任意选择。

此外，准爸爸还要注意不要让孕妈妈干体力活儿，要帮助妻子提重的物品，打扫浴室等。

理解妻子的心情

胎宝宝是准爸爸与孕妈妈爱情的结晶。在妊娠反应剧烈的这个时期，准爸爸需要和孕妈妈一起守护胎宝宝。

女性在怀孕以后，心情一般会波动比较大，性情变得易怒、激动、烦躁，因此，丈夫在此时的作用就变得更重要了。准爸爸要理解妻子心理上的这种变化，尽量迁就妻子，多体贴妻子，多加照顾。准爸爸要劝慰妻子切不可因妊娠反应、体形改变、面部出现色素沉着等而产生不良情绪，努力创造和睦、温馨的生活环境。

创造良好的胎教环境

丈夫要帮助妻子创造良好的胎教环境：应经常陪同妻子到空气清新的大自然中去散步；多让妻子看一些激发母子感情的书刊或电影电视，引导妻子爱护胎儿；要同妻子一起想象胎儿的状态，描绘胎儿活泼、健康、漂亮的样子，这些对增进母婴感情是非常重要的。

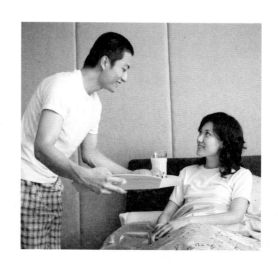

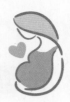

第48～49天
关于绒毛细胞检查

什么是绒毛细胞检查

绒毛细胞检查是利用内径约为1.5毫米、长约30厘米的金属管，在超声波的引导下，通过孕妈妈的子宫口，沿子宫壁插入，吸取40毫克左右的绒毛，然后放在培养液中进行观察的一种检查方法。此外，也可以通过腹部穿刺，穿过子宫肌肉到达胎盘，再抽去组织后进行培养观察。

需做绒毛细胞检查的人群

1.以前生过一个染色体异常儿的孕妈妈。

2.有某些遗传病家族史的孕妈妈。

3.夫妇一方有染色体平衡易位者。

4.有多次流产史、死胎史的孕妈妈。

绒毛细胞检查的作用

绒毛细胞检查主要是用于了解胎宝宝的染色体疾病和性别，其准确性可高达90%以上。因为胎盘中的绒毛细胞是由胚胎细胞分化而来，绒毛中心有微细血管与胎儿血管相通。抽取绒毛细胞做染色体以及基因检查，就可以判断胎宝宝是否患有染色体疾病或是其他的遗传性疾病。但是如果准爸妈利用这项检查纯粹是为了了解胎宝宝的性别，这是不允许的。

绒毛细胞检查的最佳时间

怀孕6～8周是孕妈妈进行绒毛细胞检查的最佳时间，它比羊膜腔穿刺检查的时间要早，因为这段时间胚泡周围布满了绒毛，抽取绒毛较容易。

第50～51天
孕妈妈的饮食宜忌

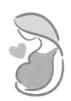

不宜饮浓茶

浓茶中含有高浓度鞣酸。鞣酸在肠道内易与食物中的铁、钙结合沉淀，影响肠黏膜对铁和钙的吸收和利用，可诱发缺铁性贫血及低钙血症，影响胎儿生长发育。另外，浓茶内所含咖啡碱浓度高达10％，会使孕妈妈的心跳加快和增加排尿次数，加重孕妈妈的心、肾负担，容易诱发妊娠高血压等疾病。

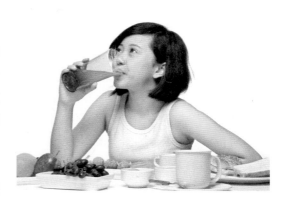

慎食易致敏的食物

过敏体质的孕妈妈可能对某些食物过敏。这些过敏食物经消化吸收后，能从胎盘进入胎儿血液中，妨碍胎儿的生长发育，或直接损害胎儿某些器官，如肺、支气管等，导致胎儿畸形或罹患疾病。因此，孕妈妈应慎食易致敏的食物。

忌食热性食品

孕妈妈孕期不能食用过多的热性食品，如狗肉、羊肉等。经常食用温热性的食品，容易导致阴虚阳亢、气血失调、阳盛阴耗、血热妄行等，从而加剧孕吐、水肿、血压升高、便秘等症状，甚至会发生流产或死胎等严重后果。

吃饭宜细嚼慢咽

女性怀孕后，胃、肠等消化器官的蠕动会减慢，消化腺的分泌也有所改变，致使孕妈妈消化功能减退。尤其是在怀孕早期，由于孕期反应较强，食欲不振，食量相对减少，因此进食时应注意尽可能地多咀嚼，做到细嚼慢咽。

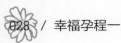

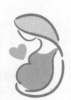

第52～53天
孕妈妈该如何洗澡

🐾 洗澡的方式

孕妈妈洗澡时最好选用淋浴的方式，不要用盆浴，尤其不要在公共浴池进行盆浴，更不要将下身泡在水里。妇女怀孕后，阴道内对外来病菌的抵抗力大大降低。盆浴或将下身泡在水里，都极易使脏水进入阴道，引起阴道炎或宫颈炎，甚至发生羊膜炎，引起早产。另外，孕妈妈由于身体笨重，进出浴缸不方便，容易使腹部受到撞击。孕妈妈在没有洗淋浴的条件时，可以擦澡或用盆、水桶盛水冲洗；另外，不要过度擦洗乳房，以免引起早产。

🐾 冬季不宜在浴罩内洗澡

有些家庭为了避寒保温，冬天喜欢在卫生间支起浴罩沐浴。常人尚可应付，但孕妈妈就不太适合，很快会出现头昏、眼花、乏力、胸闷等症状。浴罩相对封闭，浴盆内水较热，温度较高，罩内水蒸气充盈，经过一段时间的呼吸，氧气供应就会相对不足，加上热水浴的刺激，会引起孕妈妈全身体表的毛细血管扩张，使脑部的供血不足，加上罩内缺氧，更易发生晕厥的情况。因此，孕妈妈不宜在浴罩内淋浴。

🐾 适宜的洗澡时间

孕妈咪洗澡时间不宜过长，每次洗澡时间不得超过15分钟。浴室内空气不流通，湿度大，氧气含量也少，待在里面时间过久不但会引起孕妈咪自身脑部缺血，发生晕厥，还会造成胎儿缺氧，影响胎儿神经系统的正常发育。

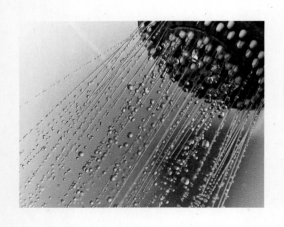

第54～56天 孕2月胎教方案

🐾 情绪胎教最重要

孕2月的胎教以情绪为主，保持快乐情绪是宝宝健康发育的基础。孕妈妈怀孕早期如果情绪不好，会造成肾上腺皮质激素增高，可能阻碍胎儿上颌骨的结合，容易造成腭裂、唇裂等。因此，本月是情绪胎教唱主角。

这个月多数孕妈妈会发生早孕反应。孕吐、不思饮食等身心变化，使孕妈妈出现焦虑不安等不良情绪。这时孕妈妈要学会调节情绪，可咨询专业医师或有经验的妈妈们，并试着做一些自己感兴趣的事，如听音乐、种花、与好友聊聊天等，将不良情绪宣泄出来。

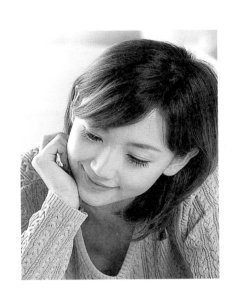

🐾 音乐胎教和营养胎教要进行

此时期的音乐胎教主要是给孕妈妈听的，孕妈妈可选择一些舒缓柔和、轻松悠扬的音乐。不同的乐曲会带来不同的感受，合适的音乐能给人带来轻松感，缓解不利情绪。

孕2月的饮食主要应以富含维生素B_1、维生素B_6、锌、蛋白质等营养素，以及易于消化的食物为主。但此时期的营养胎教可能对某些孕妈妈来说比较难以实行，因为此时正是孕吐进行时，如果早孕反应严重也不必强逼自己进食。

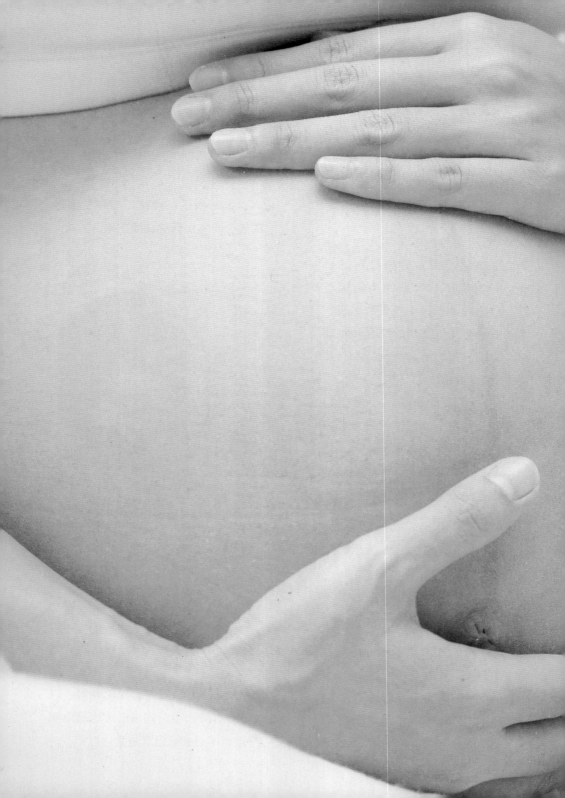

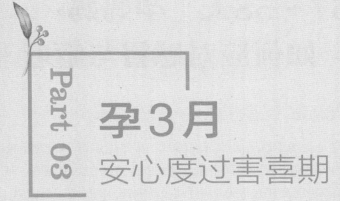

Part 03

孕3月
安心度过害喜期

孕3月妈妈的身体变化

这个月是孕吐最严重的时期，除恶心外，胃部情况也不佳，同时，胸部会有闷热等症状。妊娠反应一般在11周时逐渐减轻。

孕3月胎儿的成长

至孕3月月底时，胚胎可正式称为胎儿了，其发育特点是骨架形成，人形毕现，胎儿的身长为7.5～9厘米，体重约为20克。

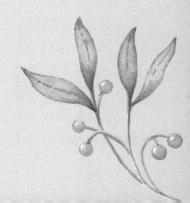

第57～58天　孕妈妈 如何应对感冒与呕吐

感冒后的处理方法

不管是普通感冒还是流行性感冒，都是由病毒引起的呼吸道传染病。普通感冒对胎儿影响不大，但如果体温较长时间持续在39℃左右，就有出现畸胎的可能。孕妈妈出现感冒的情况，应尽快去除病毒，同时应采取措施让体温下降。

轻度感冒。可口服感冒清热冲剂或板蓝根冲剂等，多喝热水，同时也要注意休息、保暖，补充维生素C，感冒才会快速消除。

重度感冒，伴有高热、剧咳时。可选用柴胡注射液退热和纯中药止咳糖浆止咳。同时，也可采用物理降温法，如在额头、颈部放置冰块，或以湿毛巾冷敷，或用30%左右的酒精（或将白酒兑水稀释一倍）擦浴。也可使用药物降温，在选用解热镇痛剂时，要避免采用对孕妇、胎儿有明显不良影响的药物，如阿司匹林类药物。另外，应在医生指导下使用诸如醋氨酚等解热镇痛药。

如何减轻呕吐感

在孕初期至怀孕4个月，孕妈妈会有不同程度的孕吐现象，且孕吐反应多数在清晨空腹时较重。吃下含较多淀粉及糖分的食物如饼干、面包、马铃薯等，可以减轻孕吐，然后躺半小时左右，再慢慢起床，可有效防止再次呕吐。

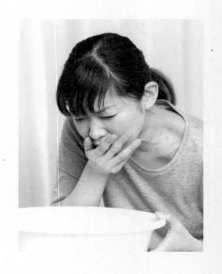

此外，要以少食多餐来代替以往的每日固定三餐。水分补充对孕妈妈很重要，不要怕吐，吐了以后可以再喝，反复几次就不会再吐了。水分的摄取以两餐之间为佳，尽量避免在餐中摄入大量流质食物。

第59~61天
产前全面检查知多少

　　产前检查一般宜从月经停止及发生早孕反应时开始。在妊娠8~10周时，孕妈妈要做一次较全面的检查。检查包括以下内容：

◎询问病史

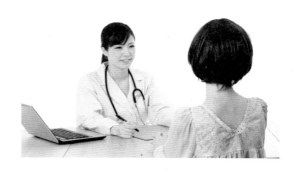

　　医生须了解孕妈妈的一般情况，如年龄、职业、住址；了解既往病史和家族遗传病史；月经史，如初潮年龄、月经周期和末次月经等；婚姻史，如结婚年龄、配偶年龄、配偶健康情况等；妊娠及分娩史，如过去有无流产、早产、死产或过去妊娠、分娩的情况；本次妊娠经过，如早孕反应，有无病毒感染或服药。

◎验血

❋ 检验是否贫血。

❋ 验血型，如生产时需要输血，就可以马上告知医生孕妈妈是什么血型。

◎化验小便

❋ 每次做产前检查，都要先化验小便。因为女性怀孕后，肾脏的工作量大大增加，如果肾脏不能负担这项工作，经它排出来的小便就会起变化。

◎全身检查

❋ 检查孕妈妈全身状况、营养情况，测量身高、体重、血压，检查乳房情况，并检查各脏器情况。

◎产科检查

❋ 腹部检查。检查子宫底高度、腹围、胎位、胎心等。

❋ 阴道检查。了解阴道有无真菌或滴虫，产道、子宫及附件是否异常。

❋ 骨盆测量。测量骨盆内外径。

第62~63天
孕3月的饮食原则

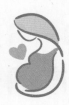

　　怀孕第3个月，根据胎儿的发育状况，孕妈妈的饮食安排应该以品种丰富的食谱为主。食物要富含铁、磷、钙、维生素C、蛋白质、糖类、植物脂肪等营养素，这样才可满足胎儿生长发育的营养需求，同时补充孕妈妈体内的能量。由于在此期间胎儿不断增大，孕妈妈的负担也越来越重，在这一个月内，一些孕妈妈开始出现贫血的症状，因此要特别注意营养的调剂，进行合理的饮食安排。

　　这个时候，由于体内新陈代谢加快，孕妈妈也得注意补充水分，饭前少饮，饭后可以适量饮水。早上起来时，孕妈妈可以吃一些饼干、全麦面包、包子或喝点豆浆、牛奶，然后再去刷牙。同时，这个月是最容易流产的时期，因此，孕妈妈的饮食要以保胎为原则。

一天的饮食安排

◎早餐
菜肴：虾仁炒蛋，其他清淡蔬菜1小碟
主食：牛奶250毫升，果酱75克，面包2片或粥1碗
水果：苹果1个或香蕉2根

◎中餐
菜肴：香菇鱼片，虾皮炒茭白，板栗烩鸡翅
主食：米饭2小碗或面条2小碗
水果：橘子150克

◎晚餐
主食：米饭2小碗，或包子2~3个（面粉量均在100克以内）
菜肴：滑子菇炒肉片，青豆肉丝，骨头汤1碗
水果：爱吃的水果100克

第64～66天
孕期营养补充不容忽视

孕期营养不良对胎儿造成的影响

◎低出生体重

女性孕期血浆总蛋白和白蛋白低，贫血，热量摄入低等均容易导致婴儿出生体重过低。

◎先天畸形

女性孕期体内的维生素供应不足，会使孕妇的身体抵抗力下降，容易发生产后感染，导致胎儿上呼吸道上皮细胞形成不良，胎儿出生后易患上呼吸道感染。维生素严重不足时，可导致婴儿骨骼和其他器官畸形，甚至流产。

◎脑发育受损

孕晚期母亲蛋白质的摄入量是否充足，会影响到胎儿脑细胞的增殖数量和大脑发育状况，并关系到其出生以后的智力发育。

适量摄入维生素A、维生素C

维生素A能促进机体生长及骨骼发育，保护胎儿的皮肤、黏膜、毛发等，能增强母体抵抗疾病的能力，有助于免疫系统功能正常运行。维生素A是妊娠期母体内物质储存和胎儿机体生长发育的必要营养素。

另外，胎儿必须从母体中获取大量维生素C来维持骨骼与牙齿的正常生长发育，造血系统和机体抵抗力的健全等，以致母体血浆中维生素C含量逐渐降低，至分娩时仅为孕早期的一半，故孕期要适量摄入维生素C。缺乏维生素C的孕妇，其胎儿的先天畸形发生率虽然未升高，但早产率会增加。

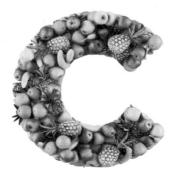

第67～69天
孕妈妈运动保健大讲堂

孕妈妈体操

　　专家提倡孕妈妈从怀孕3个月起开始坚持每天做孕妈妈体操，借以活动关节，解除腿部疲劳，减轻腰部的沉重感，使孕妈妈精力充沛，以防止由怀孕期体重的增加和重心的变化等引起肌肉疲劳和功能降低；同时可以松弛孕妈妈腰部和骨盆的肌肉，为将来分娩时婴儿能顺利通过产道做好准备。此外，如果孕妈妈每天认真坚持做孕妈妈体操，在精神方面也能增强自信心。

孕妈妈瑜伽

　　孕妈妈练习瑜伽可以增强体力和肌肉的张力，增强身体的平衡感，使身体的肌肉组织变得更柔韧、灵活，同时还有助于改善睡眠质量。孕妈妈练瑜伽时要全身放松，然后柔和地开始深吸气，再慢慢地、细细地、自然地呼气，呼吸时尽可能让内心处于愉悦状态。

孕妈妈舞蹈

　　专家认为慢步交谊舞是适合孕妈妈的一项很好的活动，孕妈妈在整个孕期都可以跳，这有利于身心的调节和健康。但是，应注意不要过于劳累，跳舞场所的空气要新鲜。

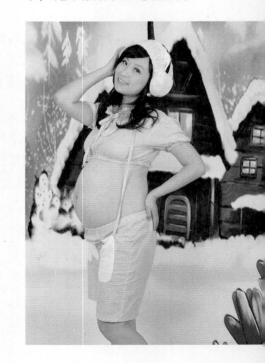

第70天 避开上班路上的"雷区"

怀孕期间，不少孕妈妈还要继续去上班，那么，孕妈妈为了胎宝宝的安全，在上班路上就要特别注意安全了，要合理地选择上班的时间和乘坐的交通工具。

步行上班

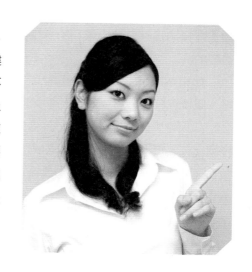

步行上班其实对孕妈妈和胎宝宝的健康都有好处。因为每天早晨步行上班，不仅可以锻炼身体、调节情绪、消除烦躁及不安，还可以呼吸新鲜空气，有利于胎宝宝的成长和顺利分娩。一般每次步行不要超过30分钟，也不要急行，孕妈妈应眼观四方，避免被碰撞。在打滑的地面上行走时，孕妈妈要稍稍向后倾，以免摔倒。

骑自行车上班

在怀孕中期，骑自行车上下班的孕妈妈需要注意骑行时间不要太长，后座和车前的车筐均不要携带太重的物品，不要走颠簸不平的道路，以免使阴部受到损伤。车座要厚实柔软，车速要慢，骑车的动作不要过于剧烈。

乘车上班

乘坐出租车上班的孕妈妈，不要坐副驾驶座位，以免防撞气垫弹出撞伤肚子。搭地铁或公交车上班的孕妈妈，应选车头或车尾位置，这里空气流通而且可尽量避免被人挤撞。乘车上下班的孕妈妈应避开交通高峰时间，以免发生意外的伤害；而且车上人多时空气质量较差，会加重恶心的感觉。

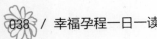

第71天
孕妈妈接种疫苗须知

孕妈妈应注射哪些疫苗

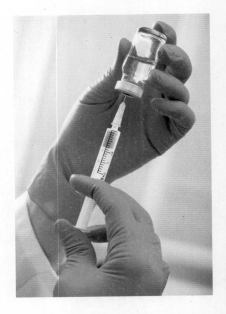

预防接种是预防疾病的有效手段，恰当地进行预防接种对孕妈妈和胎宝宝都是非常必要的。

如果孕妈妈工作或居住的地区正流行白喉、鼠疫等，孕妈妈应紧急接种疫苗。

如果孕妈妈受过外伤，一旦受到破伤风杆菌感染，就有发病的可能。为防止新生儿破伤风，应给孕妈妈注射破伤风疫苗，接种方案也是在妊娠期分3次进行，时间可分别是孕2月、3月、9月。

孕妈妈如果被狗咬伤，必须立即注射狂犬病疫苗，否则感染上病毒，死亡率极高。

如果孕妈妈或家庭成员患有乙肝，应在分娩后给孩子注射乙肝疫苗。研究表明，在完成免疫接种后，对孕妈妈的保护率在95%以上，母婴隔断率在85%以上。

已经受到或可能受到甲型肝炎感染的孕妈妈可注射胎盘丙种球蛋白。

不宜接种的疫苗

孕妈妈在妊娠期禁止接种风疹疫苗，因为风疹疫苗也是减毒活疫苗，只能在育龄期提早注射。如果孕妈妈从未患过风疹，在孕期却接触了风疹病人，最好终止妊娠。因为免疫球蛋白的预防效果不是很理想，而且风疹很容易引起胎宝宝畸形。

此外，水痘疫苗、卡介苗、乙脑疫苗、腮腺炎疫苗、口服脊髓灰质炎疫苗、流脑病毒性活疫苗、百日咳疫苗，孕妈妈都应禁用。

第72～73天　哪些孕妈妈不适合运动

　　女性怀孕以后，其运动习惯有一定的改变，因此在初诊时要向医生请教有关运动的问题。如果孕妈妈出现以下情况，则不宜参加运动。

◎有子宫颈无力症病史，或有早产、反复流产史

　　子宫颈无力症即子宫颈在子宫日益膨胀与胎儿的压力下，不到成熟期便扩张开来，造成流产、早产。有该病史的孕妈妈不宜运动，要避免流产、早产的发生。

◎妊娠初期高血压

　　如果孕妈妈的血压与基础血压（通常以第一次产前检查为准）相比，收缩压高出30毫米汞柱（1毫米汞柱=0.133千帕），舒张压高出15毫米汞柱，就必须加以重视，注意休息，及时治疗，也要避免运动，因为运动可以使血压升高。初期的妊娠高血压如果不及时控制，很容易发展为严重的妊娠高血压疾病、先兆子痫，危及母子生命。

◎多胎妊娠

　　因为多胎妊娠的孕妈妈负担重，而且罹患高血压、贫血等妊娠并发症的风险比单胎妊娠更大，因而不宜参加运动。

◎已经确诊的心脏病

　　这类孕妈妈不宜参加运动，以免加重心脏负担，出现心力衰竭。

◎先兆子痫

　　已经出现子痫预兆，再盲目参加运动，容易发展成子痫，进而威胁胎儿生命。

◎阴道出血

　　在流产、早产症状出现时，卧床静养是明智的选择，运动只会加重出血情况。

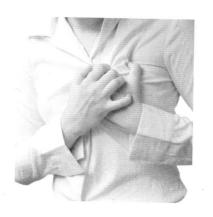

第74~76天
孕妈妈禁用的化妆品

爱美的女性都喜欢化妆，因为化妆以后，会显得更加年轻漂亮、容光焕发。可是，女性怀孕之后，就要警惕某些化妆品中包含的有害化学成分。下面几种化妆品，孕妈妈在怀孕期间最好避免使用。

◎染发剂

一些染发剂接触皮肤后，会刺激皮肤，引起头痛和脸部肿胀，眼睛也会受到伤害，严重时还会引起流产或导致胎儿畸形。因此，孕妈妈不宜使用染发剂。

◎冷烫精

女性怀孕后，头发往往比较脆弱，还极易脱落，若再用化学冷烫精烫发，头发脱落的情况会更加严重。此外，化学冷烫精还会影响胎儿的正常生长发育，部分女性还会产生过敏反应，影响怀孕。因此，孕妈妈不宜使用化学冷烫精。

◎口红

口红是由各种油脂、蜡质、颜料和香料等成分组成的。其中油脂通常采用羊毛脂，羊毛脂除了会吸附空气中各种对人体有害的重金属微量元素外，还能吸附大肠杆菌。这些微量元素和细菌具有一定的渗透性，会被体内胎儿吸收。孕妈妈涂抹口红后，空气中的有害物质容易被吸附在嘴唇上，并随着唾液进入体内，使腹中的胎儿受害。因此，孕妈妈应尽量避免涂抹口红。

◎指甲油

孕妈妈禁止涂指甲油。目前市场上销售的指甲油大多是以硝化纤维为基料，配以丙酮、乙酯、丁酯、苯二甲酸等化学溶剂和增塑剂及各色染料制成的，这些化学物质对人体有一定毒性作用。此外，有的孕妈妈指甲脆而易断，往往也是由于经常涂指甲油造成的。

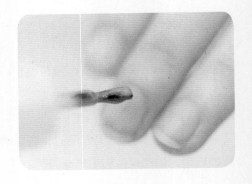

第77天
防止流产与孕期性生活

由于怀孕16周以前是最危险的时期，所以必须特别小心，防止流产的发生。以下所叙述的各种事项，孕妈妈必须加以重视。

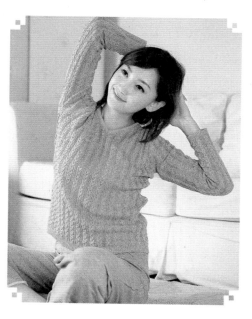

* 不要拿重的东西。
* 减少外出的次数。
* 不要压迫下腹部。
* 拿取地板上的东西时，一定要先蹲下。
* 避免激烈的运动。
* 不要让下腹部着凉。

尤其是有过流产史及习惯性流产者，应在医生指导下尽早使用一些黄体酮来安胎。

在性生活方面，孕期是不需要禁欲的，但孕期进行性生活也有禁忌。

妊娠早期不宜进行性生活。怀孕前3个月不宜性交，因为这个时期胎盘还没有发育完善，是流产的高发期。性高潮时子宫收缩强烈，容易引发流产。

妊娠中期可进行适度性交。怀孕4个月后，流产的危险性大大降低，适度的性生活可带来身心的愉悦，还可增进夫妻感情。但在次数和方式上应有所控制。可每周性交一次。

妊娠晚期禁止性生活。在妊娠晚期，特别是妊娠9个月后，胎儿已经成熟并开始向产道方向下降，孕妇子宫颈口松弛，此时如果过性生活，羊水感染的可能性较大，有可能发生破水。

第78天 孕期
腹痛、腹胀是怎么回事

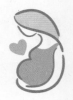

　　妊娠后，由于孕妈妈的肠道蠕动功能减弱，而且随着妊娠月份的逐渐增加，子宫也慢慢变大，从而造成了对其他脏器的压迫，这就导致了孕妈妈容易发生腹胀、腹痛等情况。随着孕妈妈的身体逐渐适应增大的子宫，这种疼痛一般会随着怀孕的周数增加而逐渐消失，所以妊娠中期出现轻微的腹痛时，孕妈妈不必担心。

妊娠早期腹痛

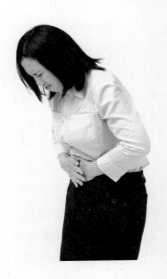

　　孕妈妈在妊娠3个月左右时容易发生下腹疼痛，其发生原因可能是孕妈妈在妊娠3个月时子宫明显增大，造成盆腔韧带被牵拉，若是行走过多或体位变动过频，则会引起下腹部疼痛。此种腹痛发作时，孕妈妈要注意休息，不可过于劳累，在睡眠及休息时注意适当地变换体位，如此可以缓解疼痛感。孕妈妈在腹痛的同时，腹部肌肉也会变硬，持续性的疼痛并伴有阴道出血，则有可能是发生了流产或胎膜早剥，应马上去医院检查并治疗。

妊娠晚期腹痛

　　一些孕妈妈在孕晚期下腹两侧经常会有抽痛的感觉，尤其在早晚上下床时，总会感到一阵抽痛。这种抽痛一般是因为子宫圆韧带拉扯而引起的抽痛感，属于正常现象，并不会对怀孕过程造成危险。但是，如果下腹感觉到规律性的收缩痛，应该尽快到医院就诊，检查是否出现早产。若的确属于早产前兆，应在子宫口尚未打开前就采取措施，只要及时找出早产的原因，还是可以顺利安胎的。

第79~81天
如何保持心情愉悦

孕妈妈与胎宝宝紧密地联系在一起，情感相通，血脉相连。母亲的情感状态，如怜爱胎儿，期望胎儿健康成长的美好愿望及向往，以及紧张、恐惧、不安等信息也将通过类似神经—内分泌的方式和其他方式传递给胎儿，进而对胎儿产生潜移默化的影响。

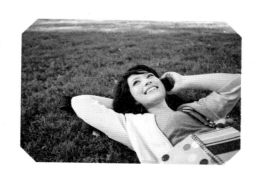

排解不良情绪的方法

◎告诫法

孕妈妈应了解不良情绪对母婴的不利影响，时刻告诫自己不要生气，保持平静淡然的心态。

◎疏泄法

如果孕妈妈遇到不幸的事，一定不要独自悲伤，想哭就痛痛快快地哭一场，但哭过之后心情就应平静下来。孕妈妈还要学会将压抑的情绪疏导、宣散和发泄出来，可找亲朋好友倾诉，也可写诗作画，借诗情画意宣泄情感，以解忧消愁。

◎改变形象法

孕妈妈在情绪不好时，不妨试着改变一下自己的形象，如变一下发型，化一化淡妆，买几套漂亮合身的衣服，可使自己的心情变好。

◎反向思维法

任何事情都有两面性，只要善于从积极的方面去理解，就可减少消极因素。孕妈妈碰到令人不快的事情也不要长时间忧愁，要学会换个角度思考，善于发现事物积极有利的一面。

第82天
孕期风疹的防治

风疹的危害

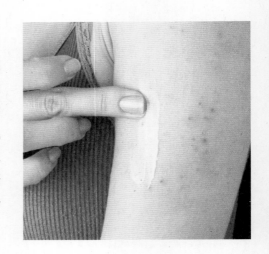

　　风疹是由滤过性病毒所引起的急性传染病。怀孕4周之内罹患风疹是最危险的。调查表明，在孕1月患过风疹的孕妈妈，生出的宝宝属于先天性异常儿的比例约占50%；其次是5~12周；之后随着怀孕月数的增加，发生率会逐渐降低；怀孕6个月后，感染率仅剩百分之几而已。

孕前应注射风疹疫苗

　　风疹疫苗至少应在孕前3个月进行注射，因为注射后大约需要3个月的时间，人体内才会产生抗体，而且风疹疫苗所用的是活性疫苗，怀孕期间不可注射。疫苗注射有效率在98%左右，可以达到终身免疫。

不确知是否已感染风疹时怎么办

　　风疹流行时，报纸及其他大众传播媒体都会报道，大部分人都会知道这个消息。因此这期间，孕妈妈应该注意周遭受感染的人，特别是家庭成员，然后必须采取相应的措施。但由于风疹的症状和感冒十分相似，如果家人或身边的朋友患有风疹，且孕妈妈曾与患者接触过，就必须趁早前往妇产科接受血液检查和抗体检查。这种检查可调查风疹抗体值的上升程度，因此，只做一次检查是不够的，还必须在离第一次检查2周之后再做一次抽血检查，同时观察两次的血液检查结果，如果第二次检查的抗体值是第一次检查的4倍以上，就表示已经患有风疹。

第83～84天　孕3月胎教方案

唱歌吧

　　孕妈妈在孕期可以经常给胎宝宝哼唱自己喜欢的歌曲，特别是节奏欢快、朗朗上口的儿歌。欢快的节奏，让心情也变得飞扬起来，不仅能改善孕妇不良情绪，产生美好的心境，还能把这种信息传递给胎儿。美妙怡人的音乐还可以刺激孕妇和胎儿的听觉器官神经，促使母体分泌出一些有益于健康的激素，使胎儿健康发育。

　　今天，孕妈妈就给宝宝唱一唱这首好听的儿歌《洋娃娃和小熊跳舞》吧。

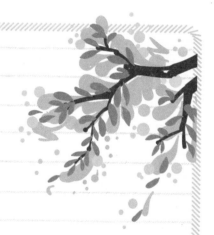

洋娃娃和小熊跳舞

跳呀跳呀一二一

它们在跳圆圈舞呀

跳呀跳呀一二一

小熊小熊点点头呀

点点头呀一二一

小洋娃娃笑起来啦

笑呀笑呀哈哈哈

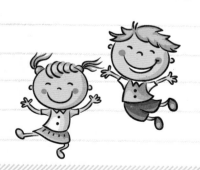

洋娃娃和小熊跳舞

跳呀跳呀一二一

它们跳得多整齐呀

多整齐呀一二一

我们也来跳个舞

跳呀跳呀一二一

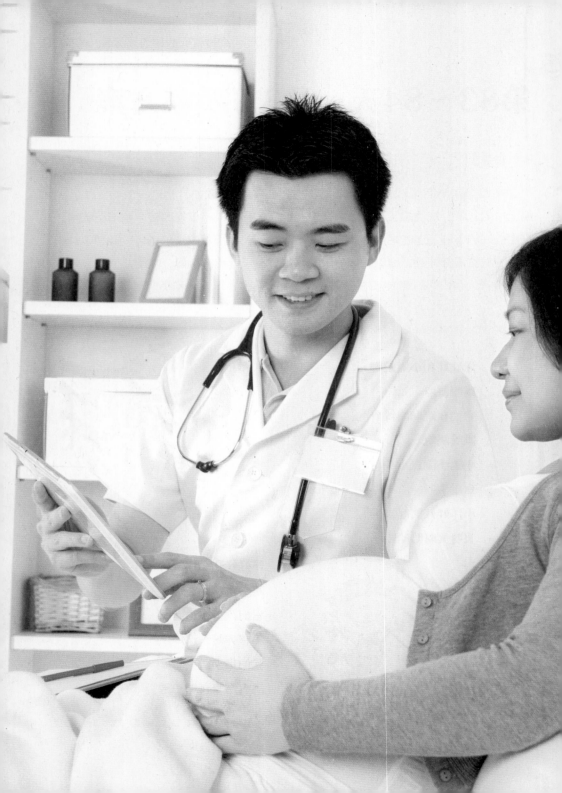

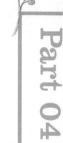

Part 04

孕4月

放松心情养好胎

孕4月孕妇的身体变化

孕妇在这个阶段基础体温开始下降，一直到生产时都保持低体温状态。这段时期稍能看出腹部隆起，子宫明显增大，子宫高出了骨盆，在下腹部很容易摸到。

孕4月胎儿的成长

在妊娠15周后期，胎儿的身高约为16厘米，体重约120克。此时，胎儿的骨头和肌肉变得发达，其胳膊、腿能稍微活动。

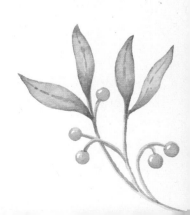

第85~86天
孕妈妈保健知识小课堂

孕妈妈不可大笑

俗话说："笑一笑，十年少。"这是有一定道理的。大笑，对于常人无疑是件开心的事情，但是对于孕妈妈来讲却不可取。

怀孕期间的女性，大笑时会使腹部剧烈抽搐，在妊娠初期容易导致流产，妊娠晚期会诱发早产。因此，孕妈妈要加倍注意和格外小心，不可大笑。

孕妈妈不宜过多进行日光浴

阳光中的紫外线具有较高能量的电磁辐射，有显著的生物学作用。多晒太阳，能促使皮肤在阳光紫外线的照射下制造维生素D，进而促进钙的吸收和骨骼生长。但是，过多地进行日光浴会使孕妈妈脸上的色素斑点加深或增多，出现妊娠蝴蝶斑或使之加重，而且阳光中的紫外线还会对孕妈妈的皮肤造成损害，可能发生日光性皮炎（又称日晒伤或晒斑），尤其是初夏季节，人们的皮肤尚无足量黑色素起保护作用时更易发生。此外，由于阳光对血管的作用，还会加重孕妈妈的静脉曲张的病情。

因此，孕妈妈不宜过多进行日光浴，在烈日下外出时还须做好防护工作。

孕妈妈不宜泡温泉

孕妈妈泡温泉时，全身的血管会扩张，心脏的血液大部分会扩散至人的全身，心脏负荷加重，这个时候孕妈妈输往胎儿的血液就会相对减少，氧气含量也会减少，这对胎儿来说是非常不利的。同时，如果孕妈妈泡温泉的时间过长，或者突然从水中起来，可能会出现脱水、胸闷、呼吸不顺、头晕的情况，容易跌倒、滑倒，直接影响到胎儿和自身的安全，因此，建议孕妇避免泡温泉。

第87~88天
如何应对不适症状

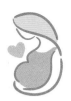

脸上出现红血丝怎么办

孕妈妈怀孕后，血管变得特别敏感，受热后容易扩张，接触冷空气或物体后又会马上收缩，因此有些孕妈妈的脸会变得红通通的，而且还能发现少量红血丝。此时孕妈妈不必过分在意，平时避免脸部受到过冷或过热的刺激，用一些有益肌肤的护肤品，并多按摩几下脸部，就可以缓解症状了。

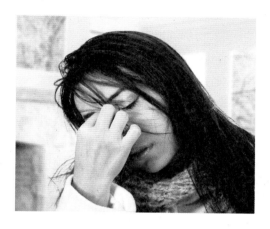

孕妈妈头晕怎么办

孕妈妈头晕的主要原因是孕酮使血管壁松弛，产生低血压所致。如果是妊娠高血压疾病引起的，则是由于头部及眼底小动脉痉挛性收缩，从而引起局部缺血、缺氧，而且常伴有头痛、浮肿等症状，这会严重威胁母婴的健康。因此，孕妈妈在妊娠中晚期出现头晕、眼花不能等闲视之，一定要及时就诊。

如何防止泌尿系统感染

孕妈妈在妊娠期特别是孕晚期很容易发生泌尿系统感染，其原因与女性特殊的生理结构有关。再加上妊娠后输尿管会增大增粗，管壁的平滑肌松弛，子宫逐渐增大，从而压迫膀胱和输尿管，这些都很容易引发感染。因此，孕妈妈应注意保持外阴部的清洁，睡觉时采取侧卧位，这样可以减轻对输尿管的压迫。

第89天　便秘的防治

发生便秘的原因

妊娠期孕妈妈由于受到黄体酮的影响，肠道的蠕动会变弱，腹壁肌肉收缩功能降低，而且加上子宫变大后压迫到直肠，因此会经常发生便秘。如果孕妈妈偏食或食物吃得过于精细，也会造成便秘。因为孕妈妈摄入的粗纤维过少，或饮食太少以及运动量减少等因素会造成粪便在结肠和直肠停留较长时间，也就导致了便秘的发生。

便秘的危害

患便秘的孕妈妈，轻者食欲降低、腹内胀气，使肠功能失调的状况更严重；严重者会诱发自身中毒，这是因为体内许多代谢产物需随粪便排出，重度便秘时，在肠管内积聚的代谢产物又被吸收而导致中毒。这对孕妈妈和胎儿都很不利。

便秘的防治

孕妈妈预防便秘应做到如下几点：

按时上厕所。孕妈妈在晨起、早餐后或临睡前，不管有没有便意，都应按时去厕所，长期这样就会养成按时大便的习惯。孕妈妈若是能够养成每天都按时大便的习惯，就可以慢慢改善便秘的状况。

注意调理好膳食结构。有便秘现象的孕妈妈可以多吃一些含纤维素多的食物，如马铃薯、甘薯、扁豆、大豆、水果等，应少吃葱、蒜、辣椒、胡椒等刺激性食物。乳酪及牛奶也可以刺激大肠的蠕动、软化粪便，不妨多多食用。

适当进行一些轻微运动。运动可促使肠管蠕动功能增强，缩短食物通过肠道的时间，并能增加排便量。

饮水润肠。孕妈妈可在每天早晨空腹饮一杯温开水，这也是刺激肠管蠕动的好方法，有助于排便。

第90~91天 准爸爸必修课

注意孕妈妈的饮食营养

这个时期，孕妈妈的妊娠反应大多消失，食欲旺盛。准爸爸除了要亲自选购、烹饪可口的食物外，还可以偶尔带妻子外出到餐厅享受一些丰富可口的美味菜肴；此外，还要注意核算妻子每日饮食的营养量，保证营养平衡，并根据孕妈妈的健康状况，适当调整饮食的结构。

积极参与胎教

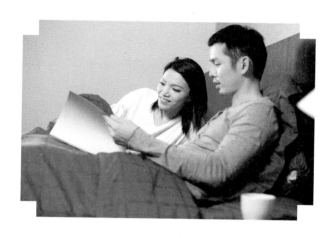

这个时期也是进行胎教的大好时机。准爸爸应利用此大好时机积极配合和鼓励妻子，一起参与胎教过程，为自己的小宝宝健康成长做出努力。准爸爸可以协助妻子进行胎教，如经常与胎儿对话、唱歌给胎宝宝听、为胎儿讲故事等。胎教最好在孕妈妈早上起床、午睡或下班后，或晚上临睡前进行。同时，此期也是胎儿发育的重要时期，丈夫应该帮助妻子做好孕期保健和自我监护，定期到医院检查，向医生咨询孕期应注意的一些保健知识，以保证胎儿健康成长。

关心爱护妻子

这段时间，丈夫要一如既往地关心爱护妻子，这样既能增进夫妻之间的感情，又能帮助胎儿成长。每位丈夫对妻子的体贴方式各不相同，有人代替妻子外出购物，有人整理、打扫居室，也有人在每个周末夜晚带妻子到外面享受烛光晚餐。选择适合的方式，才能使妻子保持愉悦心情。

第92天 阳光、空气和水

孕妈妈在妊娠期除了要注意合理安排饮食外，千万不要忽视阳光、空气和水的重要性，它们给孕妈妈提供的营养素是其他物质无法代替的。

阳光

阳光中的紫外线具有杀菌消毒的作用。阳光照射在人体皮肤上时，可以合成维生素D，促进钙的吸收，可防止胎儿患先天性佝偻病。所以，孕妈妈在怀孕期间要适当接受日光浴，冬天每日通常不应少于1小时，夏天需要半小时左右。

新鲜空气

新鲜的空气是人体新陈代谢过程中所必需的，对大脑发育具有十分重要的意义。孕妈妈早晨起床后，可以到草地、树林等地方走一走，呼吸一下新鲜空气。树木多的地方，负离子含量也很多，而且灰尘和噪声比较少，对人身心健康极其有益，孕妈妈可以免费获得这种"空气维生素"。

水

水是人体必需的营养物质，占人体的成分的70%，也是人体体液的主要来源。饮水不足不仅会引起干渴，而且还会影响到体液的电解质平衡和养分的运送。调节体内各组织的功能，维持正常的物质代谢都离不开水。妊娠期间，水对孕妈妈的重要性更是不言而喻，它可以帮助肺部气体的交换、体温的调节，还有助于皮肤的滑润。所以，孕妈妈要注意水分的补充。

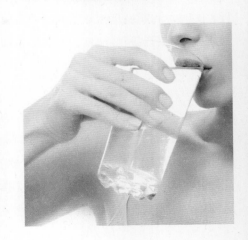

第93~94天 胎教大讲堂

胎教是孩子智力发育的重要途径

在妈妈的腹中，胎儿具有一定的意识，有听觉和感觉。专家研究证明，人智力的50%是在4岁以前获得的，余下的30%是在4~8岁获得的，只有20%是在8岁以后完成的。4岁以前获得的50%，当然也包括胎教在内。现代科学的发展证明，在妊娠期间对胎儿反复实施良性刺激，可以促进胎儿大脑的发育。古今中外的大量事实也表明，胎教对促进人智商的提高具有至关重要的作用。所以，在孕期，特别是孕4月以后，随着胎儿的器官发育越来越完善，胎教的效果也将更显著。

寻找适合自己的胎教法

胎教要满足胎儿的需求。胎教的目的，无非是想通过外界的刺激，促使胎儿接受更多的优良信息，让胎儿发育得更聪明、更健康。只要是对胎儿有益的事情都可以归入胎教的范畴，大到怀孕前的准备、环境的改善、情绪的调节，小到听音乐、散步、和宝宝说悄悄话等都是胎教的内容。如何做，就要按照具体情况具体安排了，不能生搬硬套别人的胎教方法。

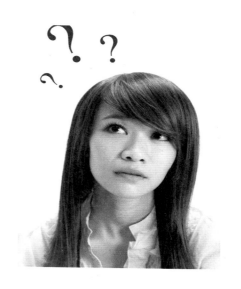

胎儿太稚嫩、太脆弱，他醒来时需要自在地活动，睡着时需要安宁的环境，不能受到太多的打扰，否则就会影响生长发育。发育得不健康，胎儿的智力开发就会失去意义。

准父母们应找到适合自己的胎教方法，每个孕妈妈可以根据各自的知识水平、兴趣、爱好和实际情况制订胎教计划。胎教方法不必强求一律，只要有相信胎教的信念，脚踏实地地实施胎教就可以了。

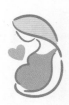

第95~96天
一天的饮食安排

　　怀孕第4个月，孕妈妈除了在饮食上要保证营养外，还要不偏食。此时，胎儿发育所需要的营养也是多方面的。如果孕妈妈偏食、嗜食或乱用药物的话，就有可能造成胎儿发育所需的营养缺乏，从而导致神经系统发育不良、兔唇、先天性心脏病等，特别是对血液系统有较大的影响。

　　在饮品方面，孕妈妈需要注意的是不要喝生水，以防腹泻或被传染其他疾病；矿泉水中含有许多微量元素，可以经常饮用；市场供应的许多饮料含糖分高，不宜多饮。孕妈妈不论喝什么饮料，均不宜选择冰镇时间过长的。太冷的饮料对消化道有刺激，过急或大量饮用可使胃肠血管痉挛、缺血，容易出现胃痛、腹胀、消化不良等症状。

一天的饮食安排

◎早餐
主食：莲子糯米粥2碗，小馒头2个（量约100克）
菜肴：炝菜1盘，五香蛋1个，酱瘦肉50克
水果：苹果、梨均可

◎午餐
主食：白米饭2小碗，或白面豆沙卷2~3个（量在100克内）
菜肴：青菜、鱼、肉等各一种，鱼汤或各种高汤为主的汤羹类2小碗
水果：约150克时鲜水果

◎晚餐
主食：米饭2小碗，或鸡蛋挂面1碗（约干面条150克）
菜肴：肉片西兰花，清蒸海鱼，虾仁炒冬瓜
水果：爱吃的水果100克

第97~98天 练习松弛技术

孕妇极易产生烦躁等不良情绪，疲劳时容易生气，精神不集中。充分地休息、让全身得到松弛可纠正上述症状。白天若时间允许的话，孕妇可以小睡，或者把脚放平松弛一下，紧闭双目5~10分钟，如此可恢复精力。孕妈妈学会松弛方法，有利于母婴健康。

全身松弛法

仰卧，取舒适位置或用软垫垫着，闭目。注意力集中在右手，收紧一会儿后放松，手掌朝上。觉得手有沉重感和热感时，朝地板或软垫方向按压肘部，放松。此时通过身体右侧、前臂和上臂向肩部收紧，耸肩，然后放松。重复做，你会觉得手、臂和双肩有沉重感和热感。然后双膝翻向外侧，放松臀部，向地板或软垫方向轻压背下部。放松，让气流进入腹部和胸部，使肌肉有沉重感和热感，呼吸应开始慢下来。如未能慢下来，尝试在每次呼吸之间数至"2"便慢下来。

精神松弛法

通过有规律的和缓慢的呼吸清除思想上的焦虑、担心和其他杂念，全神贯注地做呼吸运动，十分缓慢而均匀地默念"吸气、屏住、呼气"。使愉快意念流通至头部，免除杂念。如出现烦恼，可在呼吸运动中默念"不要有杂念"，全神贯注做深呼吸。然后紧闭双目，想象诸如清澈的蓝天或平静的蓝色大海等平和、安静的景象。全神贯注地倾听自己的呼吸，要感觉它是缓慢和自然的，

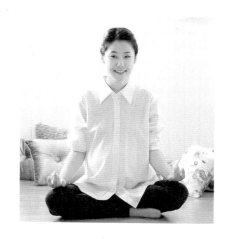

每次呼气、吸气都要集中精力。注意要保持脸部、眼睛和前额肌肉松弛。

第99~100天
孕妈妈日常生活指南

不宜去人多的地方

怀孕后，孕妈妈应尽量避免去商场、农贸市场等人多的公共场所。因为这些场所人多拥挤，稍不留神，孕妈妈的腹部就会受到挤压和碰撞，很容易诱发流产、早产或胎盘早剥。并且公共场所人流量大，空气混浊，二氧化碳多而氧气少，若长时间处在这种环境中，孕妈妈会感到胸闷、气短，也会影响到胎儿的氧气供应。同时，公共场合中的各种致病微生物的密度要远远高于其他场所，尤其是在传染病流行的时期和地区，再加上孕妈妈自身的抵抗力比没有怀孕时差一些，更容易遭受细菌、病毒的侵害，这对孕妈妈及正处于生长发育过程中的胎儿来说都是非常危险的。另外，人多拥挤的场合必然人声嘈杂，这种噪声对胎儿发育十分不利。因此，孕妈妈应尽可能地避免进入这类场所。

远离噪声

研究显示，构成胎儿内耳一部分的耳蜗从孕妈妈妊娠第20周起开始发育，其成熟过程在婴儿出生1个月后仍在继续进行。胎儿的内耳耳蜗处于发育阶段时，极易遭受噪声损害。大量低频噪声可进入子宫被胎儿听到，影响胎儿的耳蜗发育。胎儿内耳受到噪声影响，可使大脑的部分区域受损，严重影响大脑的发育，导致儿童期出现智力低下。同时，孕妈妈受噪声影响还可使胎心加快，胎动频次增加，并使孕妈妈的内分泌功能出现紊乱，诱发子宫收缩而引起早产、流产、新生儿体重减轻及先天畸形等。因此，孕期应尽量避免噪声的影响。如果孕妈妈的工作环境充满了强烈的噪声，不妨换一个安静的工作场所。另外，住宅最好远离公路、铁路，如果无法避免，不妨在房间内装设隔音设备。

第101～102天 常见的不适症状与缓解方法

如何减少排气和胃胀气

在妊娠早期末，由于黄体酮引起水潴留，孕妈妈会发现肚子似乎有些胀大，还能使胃肠松弛和扩张，导致孕妈妈经常出现排气和嗳气的现象，有时也会感觉胃胀气。

孕妈妈在一些不适宜的场合排气或嗳气会令人尴尬，可是几乎难以避免。为了减少此类现象的发生，孕妈妈应防治便秘，以免加重症状；尽量不吃会加重症状的食物，如油炸食物、葱类、豆类等；也尽量不要吃得过饱，否则会引起饱胀和不适。同时，吃饭时孕妈妈也不要吃得过快，因为吃得过快时会咽下空气，在肠道内形成气袋而导致疼痛。

缓解呼吸急促的方法

妊娠后，由于体内黄体酮增加，呼吸频率加快，大多数孕妈妈偶尔会出现呼吸急促的现象。而在妊娠的最后3个月，呼吸急促则是由增大的子宫压迫膈和肺所引起的。当胎儿快要娩出时，这种现象将会有所改善。

当呼吸急促时，孕妈妈应放松精神，尽可能消除压力，感到气喘时也不要慌张，否则会使症状加重。孕妈妈应站直，呼吸一下新鲜空气，这样症状就会有所缓解。但如果呼吸急促时伴有胸痛，或手指、口唇呈青紫色，则应立即到医院进行检查。

TIPS：适量吃零食助缓解

营养学家通过研究证明，孕妈妈适当吃一些零食，不仅能补充人体的营养素，还对养生、健美有一定功效。孕妈妈怀孕后易饥饿，在不能吃正餐的情况下，可用零食充饥。吃零食还能缓解紧张情绪，使孕妇精神放松。

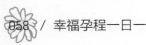

第103～104天
修养胎教要领

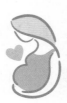

胎儿在母体内可以感受到母亲的举动和言行，母亲的言行举止会直接影响到胎儿出生后的性格、习惯、道德水平和智力等各个方面。因此，孕妈妈应提高自己在各方面的修养，以便给予胎儿良好的胎教。

修养胎教最好的方法是读书。读一些优美的文章，孕妈妈可从对人世间一切美好事物的描写中体会到世界的温馨。这不仅可以使孕妈妈的孕期生活得以充实、丰富，同时也熏陶了腹中的宝宝，让宝宝也感受到这诗一般的语言、童话一样美的仙境。而且，这还会刺激宝宝快速地生长，使其大脑的发育优于其他胎儿。孕妈妈读书要注意，那些单纯为了吊人胃口的庸俗小报、惊险离奇的凶杀故事等，会使读者感到压抑、紧张、卑劣，产生不良的情绪，对胎儿的身心发育也极为不利，因此，孕妈妈在读书时要有所选择。

欣赏美好的事物，如美景、世界名画等也是修养胎教的内容。

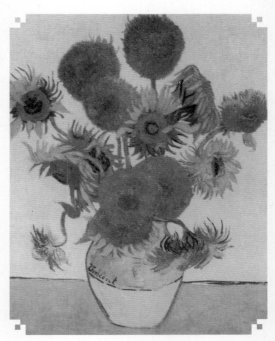

下面这幅画为凡·高所作的油画——《向日葵》。黄色犹如太阳的颜色，凡·高借此来表达对理想狂热的追求。画面上的葵花用色夸张，使人感受到一个光芒四射的生命在奋斗。花瓣富有张力，线条大胆不羁，厚重的笔触使画面带有雕塑感，耀眼的黄颜色充斥整个画面，引起人们精神上的极大振奋，而又创造出一种温暖的感觉。

第105天 阴道炎防治

真菌性阴道炎与滴虫性阴道炎

真菌性阴道炎是由于阴道内环境的改变引起的炎症。患真菌性阴道炎的孕妈妈会感觉外阴和阴道瘙痒、灼痛，排尿时会感到相当疼痛，同时伴有尿急、尿频。真菌性阴道炎的其他症状还有白带增多、黏稠，呈白色豆渣样或凝乳样，有时稀薄，含有白色片状物，阴道黏膜上有一层白膜覆盖，擦后可见阴道黏膜呈深红色并处于糜烂状态。如果进行涂片检查和培养，便可发现真菌。

滴虫性阴道炎是由阴道毛滴虫引起的一种炎症，主要是通过性生活来传播，是生育年龄妇女较常见的疾病，妊娠期也可能患病。患此病后主要表现为白带增多且呈黄色、泡沫状、有异味，炎症严重时，外阴部肿胀呈深红色，且有瘙痒、疼痛等。如果此炎症发展到输尿管，孕妈妈排尿时就会有疼痛的感觉。

真菌性阴道炎的治疗

孕妈妈在妊娠期患真菌性阴道炎，应及时到医院检查和确诊，遵医嘱进行治疗，以免分娩时感染胎儿。治疗首先要选择正确的药物和用药方法，彻底治疗身体其他部位的真菌感染，注意个人卫生，防止经手指传入阴道的真菌感染，勤换内裤，穿棉质衣服。需要注意的是，口服酮康唑和氟康唑可使胎儿畸形，最好采用制霉菌素栓剂和霜剂局部治疗。

滴虫性阴道炎的治疗

为防治妊娠期滴虫性阴道炎，妊娠前，孕妈妈应进行妇科病普查，如发现滴虫，应积极治疗。孕妈妈和丈夫都要保持清洁，预防感染。孕妈妈如果已经感染上滴虫性阴道炎，必须和丈夫一起接受治疗。此期间，内裤和洗涤用的毛巾、浴巾应每天煮沸5～10分钟，每天睡觉之前清洗外阴后，可将1枚灭滴灵阴道栓剂置于阴道深处。

第106天
职场中的孕妈妈

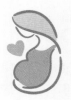

　　绝大部分职场孕妈妈的心理压力来自对宝宝健康的担心；部分高龄职场孕妈妈则担心自己的年龄及生理状态能否生一个健康宝宝；也有部分职业女性担心怀孕对职场生涯产生影响；有些孕妈妈则会怕产后身材变形。

　　在工作时，孕妇面临的各方面压力无论对孕妇还是对胎儿来说都是不利的。因为当孕妇面临着压力时，睡眠就会不规律，容易导致疲劳，如果长期下去，就可能引起早产。同时，压力会使孕妇激素的分泌受到影响，从而使血糖值增加，氧气的供给量也会随之减少，会对胎儿的生长发育造成一定的影响。那么，怎样排解压力呢？

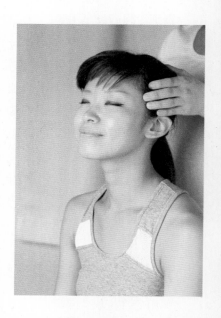

　　怀孕的事情不宜对领导隐瞒。隐瞒怀孕的事情，到遮掩不住时才承认怀孕，这种做法未必聪明，反而会破坏跟领导间的信任关系。建议怀孕3个月时，就要主动跟领导和同事说明。

　　孕妇开导。心理学上处理情绪有个很好的方法，就是写作。因为绝大部分的焦虑来自于慌乱的想法，写作能梳理和整理想法，抒发情绪，让焦虑感下降。写博客还可以达到社会支持的效果，孕妇之间相互支持，这对情绪波动很大的孕妇来说具有积极意义。

　　每隔2小时为大脑舒压。建议孕妇每隔1.5～2小时花5分钟时间做一个大脑舒压的呼吸放松法，可大幅度降低体内压力。深呼吸的同时什么都不去想，可以把焦虑的状况调回正常状态。

第107～108天　孕妈妈吃什么对宝宝的大脑发育好

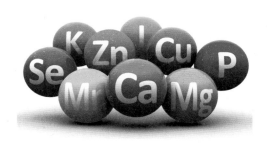

　　胎儿脑发育需要多种营养素，但孕妈妈应特别注意多摄取以下几种营养素：蛋白质参与细胞的组成，是脑细胞的主要原料之一；脂肪是脑神经纤维发育不可缺少的物质；碳水化合物是脑细胞代谢的物质基础；矿物质中的锌、钙、铁、碘、锰作为辅酶，直接参与脑细胞中蛋白质等的生物合成过程。

　　各种各样的食物对脑的发育起着以下重要作用。

　◎ **使脑细胞数量增多**

　　胎儿大脑发育所需的第一营养成分是脂类（不饱和脂肪酸）。坚果类食物中含有15％～20％的优质蛋白质和十几种重要的氨基酸，这些氨基酸都是构成脑神经细胞的主要成分。同时，坚果还含有对大脑神经细胞有益的维生素B_1、维生素B_2、维生素E及钙、磷、铁、锌等。所以，无论是对孕妈妈还是对胎儿，坚果都是补脑、益智的佳品。

　◎ **使脑细胞体积增大**

　　孕妈妈要把握好脑细胞的分裂期，及时补给营养，促其长大。怀孕后3～4个月，脑细胞分裂最活跃，数目增加最快；怀孕后7个月至出生后的一段时间，脑细胞又一次快速分裂，数目又一次大增。在这种关键时期给予适合足量的营养物质，不仅能使脑细胞数量达到最多，而且体积也会达到最大。

　◎ **使脑细胞建立广泛的联系**

　　要达到此种目的，就要使脑细胞的树突增生，树突间能迅速有效地传递各种信息和刺激。孕妈妈要多补充一些含维生素及微量元素的食物。把握时机，摄取足量、丰富、适宜的营养物质，是优生学对营养方面的一个基本要求。

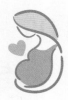

第109~110天
孕妈妈如何睡好觉

👣 如何安排自己的睡眠

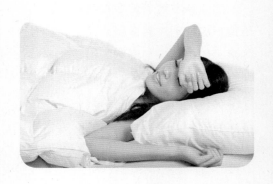

怀孕4~6个月是孕妈妈身体负担较轻的阶段，在这期间孕妈妈的睡眠时间每晚要保证八九个小时，中午加1小时午睡。到怀孕最后1个月，由于子宫明显增大，各器官负担加重，为了避免出现高血压、浮肿、腰腿痛等现象，孕妈妈更需要充分的睡眠和休息。但临近产期，有些孕妈妈容易精神紧张甚至引起失眠，有时不规律宫缩、胎动也会干扰入睡，使得孕妈妈虽然有充分的时间却得不到有效的睡眠。孕妈妈白天活动，晚间又欲睡不能，精神、体力消耗大，一旦临产，会因疲乏而引起宫缩无力、产程延长等不利情况。

👣 如何提高睡眠质量

睡前洗个温水澡；常晒被，使之松软；睡眠时可用棉被支撑腰部，两腿稍弯曲；下肢浮肿或静脉曲张的孕妈妈，需将腿部适当垫高；冬天不妨放个暖水袋把被窝弄得暖和些，肩部可以用背垫塞着，不要使肩部着凉；身体的肌肉应全部放松，这样就很容易睡得酣熟了。

👣 睡眠的正确姿势

怀孕期间取左侧卧位可以使因妊娠造成的右旋子宫转向前位，以减少因右旋子宫引起的胎位或分娩的异常，还可以避免子宫对下腔静脉压迫，增加回心血流量和心血排出量，为子宫和胎盘运输血液，有利于胎儿的生长发育，降低早产率和减少胎儿生长迟缓等并发症。

第111~112天
孕4月胎教方案

动动手

　　孕妈妈勤动手，不仅对自己是种锻炼，还能给胎宝宝带来良好的刺激。孕妇自己动手绘画或剪纸也是胎教的内容之一。心理学家认为，画画既可以提高人的审美能力，产生美的感受，还可以通过画笔释放内心情感，调节心情。画画具有和音乐治疗一样的效果，即使并不会专业地画画，孕妇在涂涂抹抹的过程中也可以获得快乐。

　　画画的时候，不要在意自己是否画得好，可以随心所欲地涂抹，只要感到自己是在从事艺术创作，感到快乐和满足，就可以画下去，还可以随时向胎宝宝解释绘画的内容。

　　下面孕妈妈来动手画画吧，今天画个可爱的兔子。

- **步骤1：** 首先画一个圆圆的兔子头，还有大大的耳朵；
- **步骤2：** 再来画胖乎乎的身子和四肢。
- **步骤3：** 画上圆圆的眼睛，别忘了还有尾巴哦；
- **步骤4：** 最后给兔子涂上颜色。

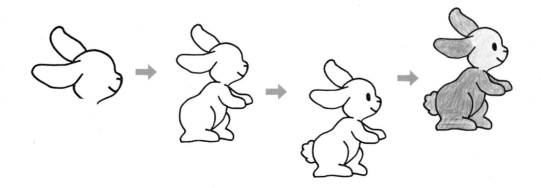

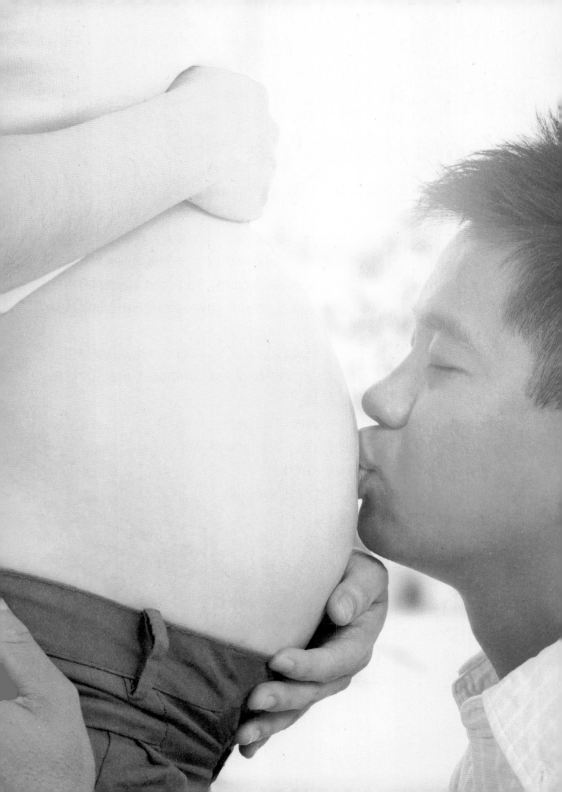

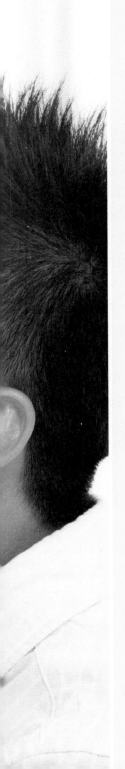

Part 05

孕5月

宝宝开始动了

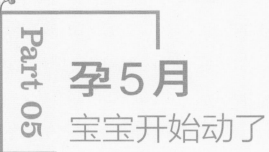

孕5月妈妈的身体变化

此时，母体的子宫如成人头般大小，已经相当大了，子宫底的高度位于耻骨上方15～18厘米处。肚子已大得使人一看便知是一个标准的孕妇了。胸围与臀围变大，皮下脂肪增厚，体重增加。

孕5月胎儿的成长

此时胎儿的成长很惊人，身长约为25厘米，体重为250～300克。头约为身长的1/3，全身长出细毛（毫毛），鼻和口的外形逐渐明显，头发、眉毛、指甲等已齐备。

第113天　第一次胎动

第一次胎动

胎动是胎儿在孕妈妈子宫内活动的表现，一般发生在怀孕的第2个月，但大多数孕妈妈在第5个月才能感觉得到。每一位孕妈妈的状态不一样，对胎动的感觉也不一样，有的感觉腹部有小东西来回蹿动，有的则感觉腹部被顶了几下或是鼓了几下。胎动在刚开始时并不明显，但会越来越频繁，直到胎宝宝将近足月时因体形增大、活动空间变小，孕妇羊水减少而减少。

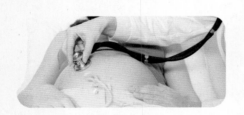

胎动的次数与强度

胎动在孕24周时大概为200次，到孕32周时增加到600次，接近足月时会大幅度减少，不过一般情况下，孕妈妈不会感觉到那么多的胎动。胎动平均每小时3～5次，12小时内胎动为30～40次。

正常情况下，一天之中胎动强弱及次数有一定的变化。早晨的胎动次数较少，下午6点后开始频繁，晚上8～11点时胎动最为活跃，每小时可达10多次，而且强劲有力。巨大的声响、强光刺激、触压孕妈妈腹壁等，均可使胎动次数增加。

计数胎动的意义

胎动不仅仅是胎宝宝在活动而已，它是显示宝宝生命活力的重要标志，更是亲子之间的一种特殊的沟通方式。准爸爸准妈妈们可以根据胎动的次数、快慢、强弱等来判断胎宝宝的安危。胎动正常表示胎盘功能良好，胎儿发育健全。如果1小时内胎动少于3次，或12小时内胎动少于15次，往往就表示胎儿在子宫内缺氧，准确率可达80%，此时孕妈妈千万不能掉以轻心，应及时请医生诊治。

第114天
克服重重心理障碍

忌暴躁心理

　　有些女性怀孕后，好发脾气，易动怒，这是由强烈的刺激引起的一种紧张情绪，不仅有害于自身的健康，而且还会殃及胎儿。因为孕妈妈发怒时，血液中的激素和有害物质浓度会剧增，并通过"胎盘屏障"进入羊膜，使胎儿直接受害。发怒还会导致孕妈妈体内血液中的白细胞减少，从而降低机体的免疫能力，使后代的抗病能力减弱。如果在

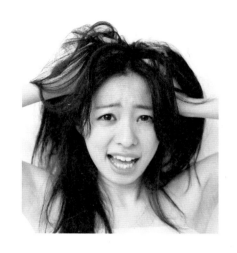

胎儿口腔顶和上颌骨形成的第7～10周时，孕妈妈经常发怒，容易导致胎儿腭裂或唇裂。因此，孕妈妈发怒，贻害无穷。

忌怀疑心理

　　有些孕妈妈因不能看到胎儿一点一滴的变化，就开始怀疑自己所做的一切对胎儿没有用处。于是，胎教做过一段时间后便没有了热情，半途而废。其实胎教过程也是孕妈妈自身性情磨炼、修养提高的过程，若不能坚持到底，则对胎儿的成长发育不会起到很大的作用，孕妈妈不应持有怀疑态度。

忌忧郁心理

　　有的女性怀孕后总是感到烦闷，神情沮丧。如果这种忧郁情绪持续一段时间，就会造成孕妈妈失眠、厌食和自主神经紊乱，而且还会使孕妈妈体内调节情绪和大脑各种功能的物质含量偏低，直接影响到胎儿的正常发育。受孕妈妈这种心理影响，胎儿出生后喜欢啼哭，长大后容易表现得郁郁寡欢。

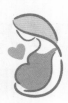

第115～116天
孕妈妈服饰的选择

衣着注意事项

孕妈妈穿紧身衣会影响腹部的血液循环，使胎儿发育不良；孕妈妈易出现腿部水肿，因此袜口不要太紧，且要具有吸汗防滑的特性；鞋帮和鞋底要松软和柔软，并有牢牢支撑身体的宽大后跟，有一点坡度反而会减轻孕妈咪身体沉重带来的腰部酸痛及脚跟痛。

孕妈妈需要注意保暖。身体受凉，特别是腰、腹部，会使腰腹部瘀血导致流产或早产，覆盖式内裤不仅能保暖，而且还可自行调节松紧度。

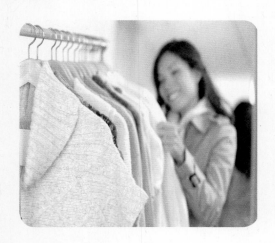

内衣的选择

孕妈妈选择内衣需考虑胸部与腰部的变化，应选择易清洗、高棉质的材料，可防止因皮肤敏感所带来的不适。同时，孕妈妈的分泌物会增多，所以内裤最好用触感与吸水性好的棉质内裤，且能够包住腹部与大腿，这样可防止因腹部着凉而引起早产或流产，另外在腹部及大腿处要有松紧束缚。

不宜穿三角形内裤

很多女性平时喜欢穿三角形内裤，因为其舒适而贴身，还可显示女性的体形美。但是由于在妊娠期容易出汗，阴道分泌物也会增多，穿三角形紧身内裤不利透气和吸湿，容易发生妇科炎症。而且穿着此种类型内裤容易着凉。待孕妈妈的肚子逐渐增大时，三角形内裤就无法穿用了。因此，孕妈妈最好选用能把腹部全部遮住的肥大短裤。

第117天　音乐胎教知多少

音乐胎教是胎教的一种重要方式，其作用不可替代。音乐胎教既能够促进胎儿的听力和大脑发育，又能陶冶孕妈妈的情操，令孕妈妈心情愉悦，从而促进细胞的新陈代谢，改善胎盘供血情况，使胎儿能从母体中获得更多的有益成分。

胎教音乐越大声越好吗

有人认为胎教音乐的声音越大越好，这样胎儿就能听到声音了，其实不然。胎宝宝在妈妈肚子里长到4个月大时就有了听力，长到6个月时，胎宝宝的听力就发育得接近成人了。这时进行胎教，确实能刺激胎宝宝的听觉器官成长，促进宝宝大脑发育。正确的音乐胎教方式应该是孕妈妈经常听音乐，间接让胎宝宝听音乐。此时胎宝宝的耳蜗虽说发育趋于成熟，但还很稚嫩，尤其是内耳基底膜上面的短纤维极为娇嫩，如果受到高频声音的刺激，很容易遭到不可逆性的损伤。因此，进行音乐胎教时传声器最好离腹部2厘米左右，不要直接放在肚皮上；音频应该保持在2000赫兹以下，噪声不要超过85分贝。

世界名曲都适合胎教吗

正确的音乐胎教对于胎儿的神经等系统发育有着极大的益处，这样的宝宝会十分聪明。首先音乐胎教要定时、定点，每天孕妈妈可以设定半小时的时间来听音乐，时间不宜过长。其次在选择音乐时要有讲究，不是所有世界名曲都适合进行胎教，最好听一些舒缓、欢快、明朗的乐曲，而且要因时、因人而异。

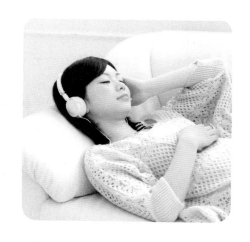

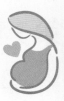

第118～119天
孕5月一天的饮食安排

怀孕的第5个月，也是胎儿大脑开始形成的时期，所以孕妈妈在这个时期应该注意从饮食中充分摄取对脑发育有促进作用的营养物质，有益于胎儿脑组织发育。如核桃、花生、松子、板栗等，这些既可食用又可作种子的坚果具有加速脑细胞的分裂、增殖的作用，孕妈妈应该从此时起大量食用。

另外油炸类食物，在制作过程中所用的食用油难免不是已经用过若干次的回锅油。这种反复沸腾过的油中有很多有害物质，长期吃会对胃肠产生负担，孕妈妈应该远离。

 一天的饮食安排

◎早餐
主食：牛奶250克，奶油面包或小牛肉包子5个（约150克）
菜肴：清淡蔬菜，五香鸡腿
水果：时令水果100克

◎午餐
主食：米饭2小碗，或面条2小碗
菜肴：芹菜炒牛肉（精牛肉200克、芹菜100克），瘦肉焖香菇（猪瘦肉150克、鲜香菇250克、木耳100克），蔬菜营养汤2小碗
水果：葡萄150克

◎晚餐
主食：米饭2小碗，或小花卷2～3个（约150克）。
菜肴：鸡蛋炒菠菜（菠菜250克，鸡蛋2个），青椒肉丝（青椒250克，瘦猪肉100克），汤或粥2小碗

第120天 吃什么 有利于宝宝视力发育

◎ **鱼类**

孕期如果孕妈妈多吃鱼类，如沙丁鱼，其生出的宝宝就有可能比较快地达到成年人程度的视力。

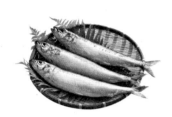

◎ **含维生素A的食物**

缺乏维生素A会导致眼睛对黑暗环境的适应能力减退，严重的时候容易患夜盲症。维生素A还可以预防和治疗干眼病。

◎ **含维生素C的食物**

维生素C是组成眼球水晶体的成分之一，缺乏维生素C，容易患水晶体浑浊性白内障。因此，为了保护眼睛应多吃含有维生素C的食物。

◎ **含钙的食物**

钙对眼睛也是有好处的，钙具有消除眼睛紧张的作用。豆类、绿叶蔬菜、虾皮等都含钙丰富。经常食用排骨汤、鱼等也可补充钙。

◎ **含B族维生素的食物**

B族维生素是视觉神经的营养来源之一，维生素B_1不足，眼睛容易疲劳；维生素B_2不足，容易引起角膜炎。

◎ **含维生素E的食物**

维生素E具有抗氧化作用，可抑制晶状体内的过氧化脂质反应，使末梢血管扩张，改善血液循环，对增强肌肉代谢和生殖机能均有良好影响。

◎ **含蛋白质的食物**

蛋白质是组成细胞的主要成分，组织的修补、更新需要不断地补充蛋白质。

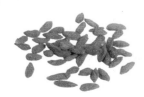

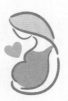

第121天
孕妈妈看电视须知

妻子怀孕后，做丈夫的大多会主动承担许多家务劳动，妻子回到家里，无事可做，多数时间便待在电视机前看电视，以消磨时间。

孕妈妈看电视需注意以下事项：

1.孕妈妈每次看电视的时间不宜超过2个小时，中途要稍稍休息几分钟。

2.看电视时应尽量远离电视机，离开的距离应大于5个屏幕的对角线（即电视机的英寸数）。

3.不要看一些紧张、惊险的动作片，应主要以娱乐消遣为主，以免影响孕妈妈的情绪。

4.看电视时要开启门窗，保持空气流通，并且严禁周围有吸烟者，以免使孕妈妈被动吸烟，看过电视后，不要忘记洗脸。

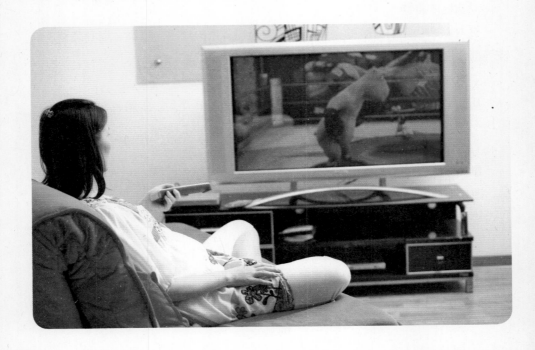

第122天　不适症状的食疗方法

👣 水肿的食疗方法

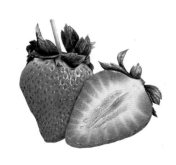

　　发生孕期水肿的孕妈妈的饮食要以清淡为主，不要吃过甜或过咸的食物，要多食用虾、鸡脯肉、大豆、玉米、葵花子、西红柿、冬瓜、柚子、草莓、西瓜等食物。其中西瓜、冬瓜等果蔬中含有丰富的钾和果糖，有利尿的作用，孕妈妈食用后可以帮助减少体内的水分。同时，孕妈妈注意不要吃韭菜、洋葱、甘薯、糯米糕等食品，这些食物食用后不易消化，容易引起腹胀，从而会阻碍血液的回流，导致水肿加重。

👣 感冒的食疗方法

　　感冒的孕妈妈在饮食方面可以多食用一些具有发汗解表、温中润肺功效的食物，如萝卜、白菜、姜等；可适量喝些鸡汤，这样可减轻感冒时鼻塞、流鼻涕等症状，而且对清除呼吸道病毒有较好的效果；应多喝温开水，不宜吃糖果、饼干等甜食。

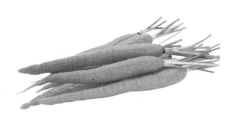

👣 痉挛的食疗方法

　　孕妈妈日渐增大的子宫很容易压迫血管及神经，使腿部血液循环不良，出现痉挛的现象，这是妊娠中后期常见的症状。孕妈妈在饮食方面要保持营养均衡，多摄取富含钙、钾、镁的食物，如牛奶、虾皮、豆腐、蔬菜等。

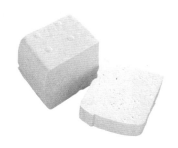

第123～124天
适当的运动方法

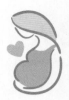

此时是怀孕期间最安定的时期，若要旅行或搬家，宜趁此进行，但要注意不要劳累过度。此时也是运动的好时机，不过也要运动有方。

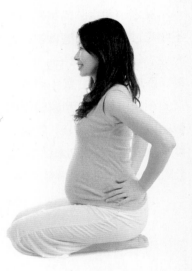

◎骑自行车

适当骑自行车有助于腰部及腿部肌肉的锻炼。骑车时，应保持身体平衡，车子的座位不宜过高，避免摔伤。

◎游泳

孕中期参加游泳训练较为理想，因为水的浮力可使你的身体放松，身心舒适。

◎散步

散步是孕妇最好的运动方式，也是最基本、最简单的运动方式。散步的最佳时间是上午10点到下午2点左右，宜选择在空气清新的绿地、公园等处，时间和距离以自己的感觉来确定，以不觉劳累为宜。散步不宜走太快，以免造成疲劳或对身体震动太大而影响胎儿。

◎慢跑

孕妇进行慢跑是允许的，但如果你是高危孕妇，最好不要慢跑。慢跑时，应该限制时间和距离，衣服和鞋袜应该舒适，活动后要保证充足的休息。在慢跑过程中，如果出现腹痛、阴道流血等现象，应立即停止运动，原地休息片刻，不能缓解时要立刻去医院诊治。

◎健美操

孕妇还可做一些健美操，这样可以防止由于怀孕期体重增加和重心变化等引起肌肉疲劳和体能降低，还能使腰部和骨盆的肌肉松弛，为使将来分娩时婴儿能顺利通过产道等作好准备。

第125～126天
四季饮食有讲究

季节变化导致自然界气象万千。随着胎儿在孕妈妈体内的生长发育，其营养需求也不同，所以孕妈妈的饮食也要随季节的变化而采用适宜的饮食方案，以适应其生理性、代谢性需求。

◎春天

春天万物复苏，人体阳气会随着升发，饮食上宜选择一些助阳食物，如稍加葱、豉等；在饮食品种上，以清温平淡为宜，减酸宜甘。孕妈妈还要多食蔬菜，少食米面。

◎夏天

夏季酷热多雨，暑湿之气易乘虚而入，使人们的食欲降低，消化功能减弱。饮食上孕妈妈宜多食甘酸清润之物，如西瓜、乌梅、绿豆等，少食辛甘燥烈之品，以免过分伤阴，还可多吃含蛋白质丰富的豆制品。另外，饮食应经常变换花样，改变传统的常规的烹饪方法，以增进食欲。孕妈妈在夏季不宜饮冷无度，更不要饮用咖啡和可乐等。

◎秋天

秋天气候凉爽、干燥，人们的食欲逐渐提高，瓜果上市，但"秋瓜坏肚"，立秋之后，不宜多食瓜果，否则会损伤脾胃的阳气。在饮食的调理上，孕妈妈要少食用辛辣之物，如辣椒、生葱等，多食柔润食物，如枇杷、菠萝、芝麻、糙米及各种蔬菜等。

◎冬天

冬天气候寒冷，可热食，但不宜过食干燥之物，以免使内伏的阳气郁而化热。口味可稍重，多食一些脂肪类，如鱼、炖肉等，并稍用调味品。可多补充黄、绿色蔬菜。

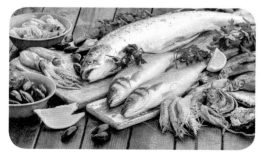

第127天　坐骨神经痛

发生坐骨神经痛的原因

在妊娠期间，大多数孕妈妈会出现坐骨神经痛症状，主要是腰腿痛，这是由腰椎间盘突出引起的。怀孕后内分泌的改变使关节韧带变得松弛，为胎儿娩出作准备。但腰部关节韧带或筋膜松弛，稳定性就会减弱。另外，怀孕时增大的子宫向前突出，体重的增加也加重了腰椎的负担，为了保持身体平衡，孕妈妈的肩、胸微后仰，若发生腰肌劳损和扭伤，就很有可能导致腰椎间盘突出，往往压迫坐骨神经起始部位，引起水肿、充血等病理改变。

X线片或CT检查是诊断腰椎间盘突出的好方法，但孕妈妈却不宜采用，以免影响胎儿发育，所以诊断只能靠临床表现。

如何减轻坐骨神经痛

很多治疗腰椎肩盘突出的方法都不适用于孕妈妈，如活血化瘀的中成药或膏药会影响胎儿，佩戴腰带会限制腹中胎儿活动，不利于胎儿发育等等。孕妈妈可以采取以下措施来减轻坐骨神经痛：

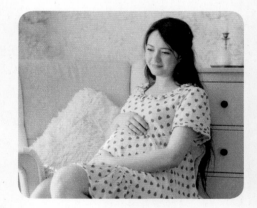

1.孕妈妈应注意不能劳累，要睡硬板床，休息时在膝关节下方垫上枕头，使髋关节、膝关节屈曲，以减少腰部后伸，使腰背肌肉、韧带、筋膜得到充分休息。

2.当孕妈妈发生疼痛时，可以用热水袋、热毛巾等来进行热敷。

3.不要站立或坐太久，坐时可以将靠垫垫在腰部、背部或颈后位置，每工作1小时就应当活动活动，休息10分钟。

4.每个星期可以在家练习几次瑜伽，还可以在家做按摩操。

第128～129天　B超检查

B超检查的目的

B超检查是为了查看胎宝宝的生长情况，判断胎宝宝有无先天性缺陷和观察胎宝宝在宫内的安危。怀孕早期阴道流血者，则需通过B超检查以确定胚胎是否存活、能否继续妊娠、有无异常妊娠等情况。

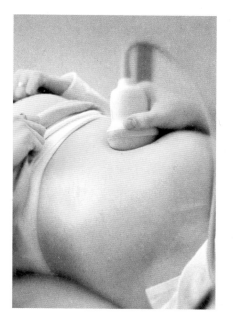

孕期B超检查的时间安排

一般情况下，正常的妊娠B超检查次数最好不要超过3次。第一次B超检查时间最好安排在妊娠18～20周，在这个期间，胎儿的各个脏器已发育完全，B超检查可查看到每一个重要的脏器有无异常等，还可确定怀的是单胎还是多胎，对母亲身体的影响也较小。第二次B超检查时间最好安排在孕28～30周，此时做B超的目的是了解胎儿发育情况，是否有体表畸形，还能对胎儿的位置及羊水量作进一步了解。最后一次B超检查的时间最好安排在孕37～40周，此时做B超检查的目的是确定胎位、胎儿大小、胎盘成熟度、有无脐带绕颈等，进行临产前的最后评估。

B超检查是否会伤害到胎宝宝

B超是产科中应用最广泛的检查手段，B超对胎儿到底有无伤害，在医学领域中尚没有权威性定论。大多数学者认为B超检查对胎儿没有肯定的伤害，至今尚没有B超检查引起胎儿畸形的报道。但是为保险起见，孕妈妈做B超检查时间不宜过早。超声波对胎龄越大的胎儿影响越小，因此，怀孕18周以内的孕妈妈最好不要做B超检查，尤其在怀孕早期要尽量避免做B超检查。

第130~131天
双胞胎的保健

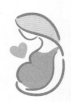

如何尽早发现双胞胎

孕妈妈在怀孕后，要随时注意子宫的大小，如发现子宫较一般怀孕妇女的大，尤其是在孕20周，子宫底高度超过正常范围时，要考虑双胎妊娠的可能，应及时去医院检查，如确认是双胎妊娠，应在妊娠28周起，得到系统的护理并采取各方面的保健措施。

双胎妊娠发现不及时带来的危害

双胎妊娠如不及时进行合理调节，就会在妊娠、分娩和产后的不同阶段，使孕妈妈和胎宝宝或婴儿发生各种异常变化，严重时可导致孕妈妈和胎宝宝死亡，因此应尽早发现双胎妊娠，及时进行必要的保健。

双胎妊娠的分类

双胎妊娠分为双卵双胎和单卵双胎，双卵双胎比单卵双胎更多见。双卵双胎是指同时排出的2个卵子（或2个以上）同时受精，而后在子宫内着床，其特征是有可能是一男一女，胎儿出生后容貌和性格各异，两个胎盘的发育差异不大。单卵受精是指一个受精卵形成两个胎儿，其特征是两人同为男孩或女孩，不会是一男一女，胎儿出生后容貌和性格极为相似，但往后受环境的影响，会逐渐产生差异，由于共用一个胎盘，所以容易导致体格发育上的差异。

双胎妊娠对母体的影响

双胎妊娠时，孕妈妈由于心脏、肾脏的负担增加，容易感到心跳加快或气喘，所以很早就会出现水肿、蛋白尿等情况，有罹患妊娠中毒症的倾向。同时，也容易造成贫血、静脉瘤、羊水过多症、早产等现象。此外，双胎在分娩时也很困难，容易出现宫缩乏力、产后出血、胎膜早破等。

第132～133天 孕5月胎教方案

🦶 动脑猜谜

"用进废退"是人身上很多脏器的规律，大脑也不例外。德国心理学家雷尔教授研究发现，如果度假的人缺乏心智活动，那么人脑部前叶神经细胞就会开始萎缩，5天以后，他的智商会减弱5%，3周之后将近减弱达30%。

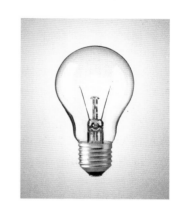

因此，在孕期，孕妈妈每天至少应做10分钟的脑力活动，让脑子活动起来，以保持敏捷的大脑思维。孕妈妈多动脑也是一种很好的胎教，这对胎儿大脑发育有很好的帮助，可使胎宝宝不断接受刺激，让大脑神经核细胞的发育得到促进。不仅如此，孕妈妈也会因为转移目标而使心情得到很好的改善。

如何让自己的脑筋转起来呢？其实方法很简单，比如，做做脑筋急转弯。下面就为孕妈妈提供一些实例。

1.全世界最大的番薯长在哪里？

2.为什么胖的人比瘦的人怕热？

3.身穿金色衣服的人——猜四字成语。

4.在路上，它翻了一个跟斗，接着又翻了一次——猜四字成语。

5.司机进汽车后第一件事是什么？

答案：

1.土里。2.因为被晒的面积比较大。3.一鸣惊人（一名金人）。4.三番两次。5.坐下。

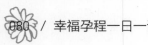

第134～135天
带着宝宝去旅行

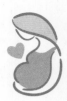

旅行前应该到医院检查

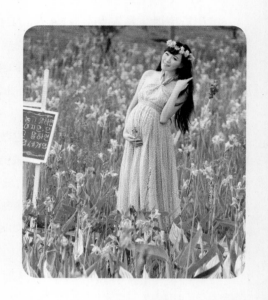

一般来讲，在胎盘尚未发育完全的怀孕初期以及容易发生阵痛与早产的怀孕后期，都不适合旅行。如果一定要去旅行，最好选择在怀孕16～28周的安定期，而且要作好充分准备，以保护母胎安全。

旅行是否会对孕妈妈产生不良影响，这要视孕妈妈的身体情况而定。当孕妈妈患有高血压、糖尿病或其他疾病时，则不应该外出旅行。

做好旅行计划

在旅行之前，要先做好旅行计划。怀孕期间的旅行，应以避免过度疲劳为重要原则，避免到人多繁闹的地方。在制订旅行计划的时候，行程的安排不宜太过紧凑，而且要避免单独外出，最好有准爸爸或家人陪同。如果到比较远的地方去旅行，中途最好能够休息一个晚上。

乘交通工具应注意的事项

孕妈妈选择交通工具时应有所考虑，交通工具若是震动得非常厉害，就很容易引起早产，因此，要尽量避免搭乘这类交通工具。搭乘交通工具的时间应尽量缩短，因为孕妈妈长时间采取同样的坐姿会相当痛苦，孕妈妈的座椅应该尽量宽大舒适。

第136～137天
孕妈妈正确做家务

　　随着妊娠月份的增加，孕妈妈的腹部越来越大，内脏受到压迫，不适越来越明显，经常会有心悸、呼吸困难、食欲不振、腹胀等现象。因身体笨重而致行动不便，所以需要特别注意安全。孕妈妈做家务也有安全细则：

　　做家务要以缓慢为原则。 到孕晚期，孕妈妈负担越来越重，行动已变得不那么灵活了，所以在做家务时，要以缓慢为原则。做任何事都要采取不直接压迫腹部的姿势。做家务的时间要妥善安排，活动量也要把握好，不宜太累。

　　不要长时间站立做家务。 此时孕妈妈的身体容易疲劳，经常会感到腰背及下肢酸痛，做家务时，注意不要长时间站立，建议孕妈妈在做了15～20分钟家务后，要休息10分钟左右。

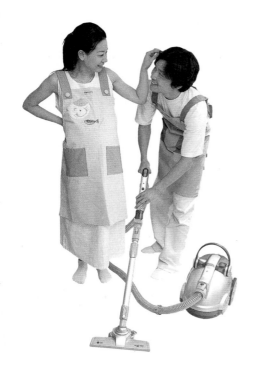

　　降低清洁标准，不要太累。 如果有些孕妈妈平时对家务要求严格的话，怀孕晚期最好降低标准，千万不要因做家务而造成过度疲劳。孕晚期，孕妈妈更应该充分休息，以储备体力准备生产，所以做完家务后，休息时间也应比平时长，以保证体力得到恢复。当然，如果家中的其他成员能适当地分担家务劳动，能让准妈妈安心休息更好。

　　做家务要以不影响身体舒适为原则。 孕妈妈做家务时，要以不影响身体舒适为原则。如果突然出现腹部疼痛等异常情况，要赶紧停止手里的家务活，并立刻躺下休息以缓解不适。

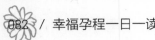

第138～139天
伸展运动缓解妊娠不适

伸展运动是锻炼开始和结束时的重要组成部分。它能够帮助孕妇缓解某些常见的妊娠不适，如腿脚抽筋等。

◎上臂的伸展

两脚分开与肩同宽，收腹，向上伸右臂，后屈右肘关节，手指伸达两肩胛骨之间。左手放在右肘关节上，轻轻向后拉右肘。坚持一段时间，直到右侧背部感到有牵拉感为止。然后复原，再用左臂重复进行同样的动作。

◎腰部的伸展

两脚分开与肩同宽，膝部微屈，左手卡腰，向上伸右臂至头顶上方，身体向左弯，幅度超过左肘关节，保持一段时间，直到感到有牵拉感为止，然后复原。再换右侧做同样动作，并反复几次。

◎背部的伸展

呼气，尽量弓起背部。吸气，抬头，背部尽量向下，憋住气5秒左右。呼气，弓起背部。一呼一吸为一回合。

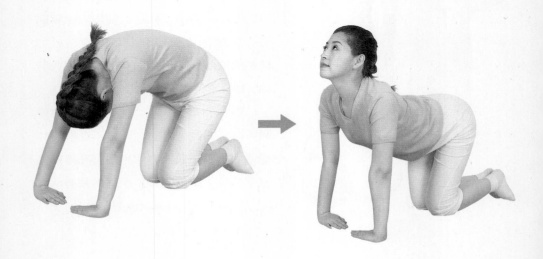

第140天 妊娠纹的应对

什么是妊娠纹

许多孕妈妈在怀孕5个月以后，在大腿内侧、腹部及乳晕周围的皮肤上会出现淡红色或紫红色的稍凹陷条纹，或有轻度瘙痒感，这就是"妊娠纹"。这种妊娠纹中间宽、两端细，可以平行或融合，局部光滑但稍凹陷，产后再转为银白色，形成凹陷疤痕。妊娠纹一旦产生，将会终生存在。

形成妊娠纹的原因

形成妊娠纹的原因主要有两个：一是怀孕时，肾上腺分泌的皮质醇（一种激素）数量会增加，使皮肤的表皮细胞和纤维母细胞活性降低，以致真皮中细小的纤维出现断裂，从而产生妊娠纹；二是怀孕中后期，子宫逐渐增大，向腹腔发展，腹部开始膨隆，或是孕妈妈体重短时间内增加太快，肚皮来不及撑开，都会造成皮肤真皮内的纤维断裂，腹直肌腱也发生了不同程度的分离，从而产生妊娠纹。

预防妊娠纹的方法

1.孕妈妈在孕前就应注意身体运动，特别是腹部的锻炼，如仰卧起坐、俯卧撑等。女性经常做这种锻炼，大多在孕期不会出现妊娠纹，即使有也较轻微。

2.孕妈妈刚出现妊娠纹时，可在妊娠纹部位涂抹妊娠纹护肤品，能帮助皮肤恢复弹性。

3.孕妈妈要远离甜食和油炸食品，应摄取均衡的营养，以便改善肤质。

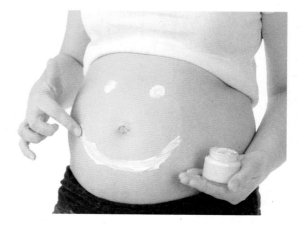

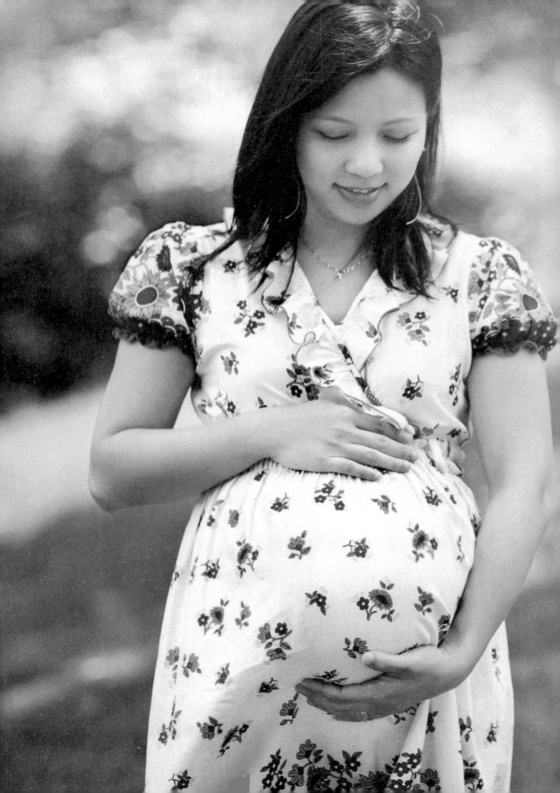

Part 06

孕6月
满怀欣喜地等待着

孕6月妈妈的身体变化

此时孕妇子宫底高度为18～20厘米，肚子越来越凸出，体重急剧增加。由于长大了的子宫压迫各个部位，使下半身的血液循环不畅，为此下半身容易疲劳，而且疲劳很难解除，有时有背肌、腰部疼痛。

孕6月胎儿的成长

妊娠6个月时，胎儿身长约30厘米，体重600～700克。身体逐渐匀称，骨骼也相当结实，胎儿浓浓的头发、眉毛、睫毛等也已形成。

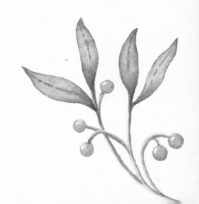

第141～142天
孕妈妈的职场生活

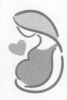

即使怀孕，孕妈妈也可以选择继续工作，其实工作对孕妈妈有很多好处。首先，孕妈妈可以减少因独自闷在家里而产生的忧虑和烦躁情绪；其次，工作时可以增加运动量，有助于生产；再次，孕妈妈脱离岗位的时间越短，则产后返回工作岗位就越容易，不至于因为长期与社会脱节而产生返岗恐惧症。但是，在工作中，孕妈妈还需以轻松、愉快、安全为前提，进行工作。

工作时间不宜过长

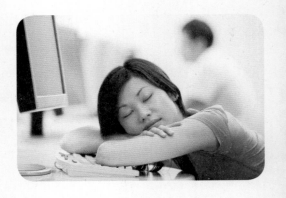

一般来说，妊娠到了6个月时容易疲倦，但这仍因年龄、生产次数、生活状态等而有所不同，所以不能一概而论。然而工作过于劳累是造成疲倦的原因之一，因此，孕妈妈在工作时应劳逸结合，最好工作半个小时至一个小时就走动走动，做做保健操等，这样可以避免孕妈妈的神经过于紧张，保证胎宝宝各个器官良好，减少新生儿体重低、生命力弱、不容易成活等状况发生。

不要忽视自己的职业形象

对于身处职场的孕妈妈来说，怀孕后的形象将直接影响到别人对你生育后职业能力的评估。所以，孕妈妈一定不要忽视自己的职业形象，上班时要穿戴整齐，让自己充满自信和活力，创造愉快的心情，孕妈妈的愉悦心情对胎儿的发育有利。

第143～144天
孕妈妈游泳好处多

孕妈妈游泳的最佳时间

孕妈妈在参加体育活动时会引起子宫收缩，使子宫血流量减少，从而导致对胎儿的供血量也相应减少。虽然这从理论上来讲对胎儿的生长发育不好，但是，对于身体素质好的孕妈妈来说，运动后却可以增进机体的新陈代谢，促进盆腔的血液循环，此过程也不会对胎儿造成不良影响。

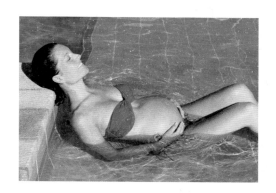

游泳对孕妈妈的好处

游泳时的呼吸和肌肉用力等情况和孕妈妈分娩时很相似。许多国外专家研究发现，职业游泳女教练和经常游泳的女性，以及长期从事水上作业的女性，在怀孕后经常游泳，分娩时大多顺产。研究人员还开办了一所孕妈妈游泳训练学校，结果发现凡参加过游泳训练的孕妈妈，在分娩时很顺利，同时分娩时间缩短一半，并且有些胎位不正常的孕妈妈在训练中恢复了正常。

游泳时应注意的事项

孕妈妈在游泳时，首先要学会全身放松和漂浮在水面的方法。因为分娩要重复全身紧张和放松的动作，如果能学会全身放松，对生产过程大有帮助。水温要适宜，如果水温太高，孕妈妈容易产生疲倦感。下水之前，要量血压、测脉搏，检查合格的孕妈妈在水温29～31℃的条件下下水游泳最好。每次游泳时间一般不宜超过1小时，大致游300～400米即可。

第145天 准爸爸必修课

应学会听胎心

胎心能够直接反映小宝宝在子宫内的情况。到了孕中期，准爸爸应该学会听胎心。听胎心最简单最准确的方法是使用胎心仪，听时要学会分辨母体主动脉音和母体心音、胎心音与肠鸣音，具体区别是母体的心率较胎心跳动慢，胎心音是规律的，而肠鸣音是不规律的。正常胎心率一般为每分钟120～160次，每天听1～3次。

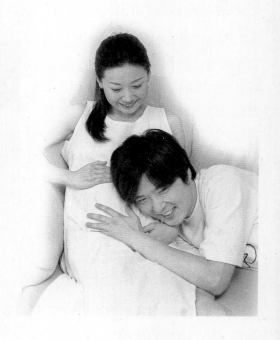

听胎心的具体方法为，孕妈妈仰卧在床上，双腿平伸，准爸爸将胎心仪直接放在腹壁上听即可。胎心每分钟超过160次或少于120次，或跳动不规则都属异常，说明胎儿在子宫有缺氧情况，应及时去医院检查。

给胎儿讲故事

研究中发现，胎儿更喜欢听爸爸的谈话。爸爸或者说男性的声音更富魅力和感染力，爸爸的声音带有磁性，低沉浑厚，使胎儿更感到安全有依靠。

由于胎儿还没有关于这个世界的认识，不知道谈话的内容，只知道声音的波长和频率，而且，胎儿并不是完全用耳朵听，而是用大脑来感觉，接受着父母的感情。所以在与胎儿对话时，爸爸要使自己的精神和全身的肌肉放松，精力集中，呼吸顺畅，排除杂念，心中只想着宝宝，把胎儿当成一个站在自己面前的活生生的孩子，娓娓道来，这样才能收到预期的效果。

第146~147天
孕6月胎教听音乐

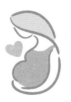

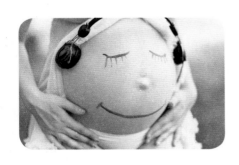

《春江花月夜》是中国古典音乐名曲中的名曲，是中国古典音乐经典中的经典。它是一首典雅优美的抒情乐曲，宛如一幅山水画卷，把春天静谧的夜晚，月亮在东山升起，小舟在江面荡漾，花影在西岸轻轻摇曳的大自然迷人景色，一幕幕地展现在我们眼前。孕妈妈听音乐的同时，还可以朗读这首诗，带着宝宝畅游在这美好的意境中。

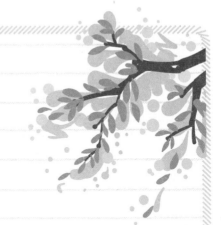

春江潮水连海平，海上明月共潮生。
滟滟随波千万里，何处春江无月明。
江流宛转绕芳甸，月照花林皆似霰。
空里流霜不觉飞，汀上白沙看不见。
江天一色无纤尘，皎皎空中孤月轮。
江畔何人初见月？江月何年初照人？
人生代代无穷已，江月年年望相似。
不知江月待何人，但见长江送流水。
白云一片去悠悠，青枫浦上不胜愁。
谁家今夜扁舟子？何处相思明月楼？
可怜楼上月徘徊，应照离人妆镜台。
玉户帘中卷不去，捣衣砧上拂还来。
此时相望不相闻，愿逐月华流照君。
鸿雁长飞光不度，鱼龙潜跃水成文。
昨夜闲潭梦落花，可怜春半不还家。
江水流春去欲尽，江潭落月复西斜。
斜月沉沉藏海雾，碣石潇湘无限路。
不知乘月几人归，落月摇情满江树。

第148天 乳房护理

护理乳头的重要性

乳房是哺乳后代的"粮库"。从妊娠5~6个月开始，要经常用中性肥皂和温水擦洗乳头，锻炼乳头皮肤。至妊娠晚期，每日要认真擦洗乳头2次，这样既可以保持乳房清洁，又可增强乳头皮肤的坚韧性，因新生儿、婴幼儿吃奶时吸吮力很大，这就为哺乳作好了准备，避免哺乳期乳头受损，引发乳腺炎。

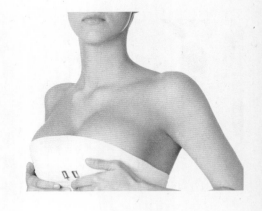

乳房保健注意事项

采取正确的睡姿。怀孕期间由于雌激素增多，乳腺导管出现增生，乳房内基质增多，脂肪沉积，乳房的体积和重量都会增大。睡觉时尽可能不要经常性地侧向固定的一边，以防止乳房出现一大一小的情况，更不要俯卧，避免乳房受到挤压。

不宜穿过紧的衣服。因为女性怀孕后，乳房进一步发育长大，若穿过紧的衣服或者在此时束胸，则会压迫乳房而妨碍其发育或者造成腺管的阻塞，使产后乳汁排出不畅，造成乳腺炎。

孕期禁用丰乳霜和减肥霜。因为丰乳霜和减肥霜中含有一定的激素或药物成分，此时使用会使乳房的正常发育受到影响。

保持乳房结实。由于怀孕期间脂肪沉积、乳房增大，容易造成产后乳房下垂。为减少其松垂，在怀孕期间可每星期做一次胸膜，就是用面膜膏涂于乳房上，令乳房增强收缩力。

少刺激乳头。乳头分布着丰富的神经，在怀孕期间更为敏感，因此不能过多刺激乳头，以免其过大增长。

第149天 身体按摩要领

按摩注意事项

1.选择适宜的按摩体位。要根据妊娠月份、胎孕情况选择体位，千万不能挤压胎腹、阻碍气机，以免引起胎腹不适或损伤，要自主呼吸，不可屏气。

2.按摩者要注意手的光滑、润泽性，还要注意手的清洁卫生，勤修指甲。孕妈妈不要佩戴首饰，以免损伤皮肤。

3.按摩手法应轻柔适宜，先慢后快，先轻后重，要达到轻而不浮，重而不滞。

4.按摩完毕后，应略休息一下，一般需10～15分钟。气候炎热时，体质虚弱、晚期妊娠者可适当延长时间，以休养生息，也便于观察。

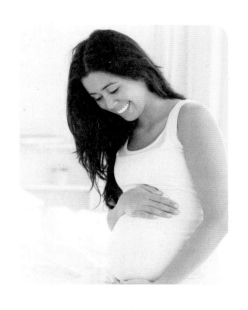

手臂按摩

此方法能够帮助孕妈妈缓解臂痛麻木。

方法：孕妈妈两手掌相对，着力于臂前后及内外侧，按摩者由腋下推至腕上，连续做10～20次即可。

脚踝按摩

一手握住孕妈妈脚踝，另一手托握脚底部，轻缓用力旋摇踝关节以便其屈伸，然后用拇指和食指相对用力捏趾上、下部。

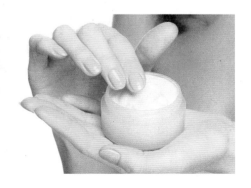

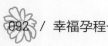

第150~151天
保持正确的姿势

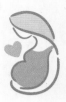

妊娠早期，孕妈妈身体没有明显的变化，随着妊娠周数增加，腹部逐渐向前凸出，身体重心位置发生变化，骨盆韧带出现生理性松弛，容易形成腰椎前倾，给背部肌肉增加负担，易引起疲劳或发生腰痛。孕妈妈若于坐、站立、行走时保持正确的姿势，可以减少这些不舒服症状的发生。

坐的姿势

孕妈妈坐椅子时要先稍靠椅子前边，然后移动臀部至椅背，深坐椅中，股和膝关节呈直角，大腿呈水平状，这样坐不易发生腰背痛。

站立姿势

站立时，两腿平行，两脚稍微分开，这样站立，重心落在两脚之中，不易疲劳。但若站立时间较长，可将两脚一前一后站立，并隔几分钟换一下位置，使体重落在伸出的前腿上，以减少疲劳。

行走姿势

行走时背要直，不弯腰，不驼背，不过分挺胸，不用脚尖走路。

抬头，紧收臀部，保持全身平衡，稳步行走，可能时利用扶手或栏杆走路。

上下楼梯的姿势

上下楼梯时不要猫着腰或过于挺胸腆肚，只要挺直脊背就行。要看清楼梯，一步一步地慢慢上下。

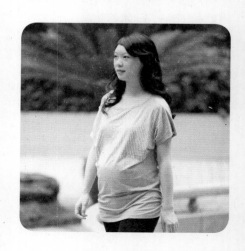

第152～153天
口腔保健不可缺

重视孕期口腔卫生

怀孕后，在体内大量雌激素的影响下，孕妈妈的口腔会开始出现一些变化，如牙龈充血、水肿以及牙龈乳头肥大增生，触之极易出血，医学上称为妊娠性牙龈炎。由于这些变化，口腔对一些致病细菌以及有害物质的抵抗力下降，使得孕妈妈很容易患牙龈炎和口腔炎。因此，孕妈妈在孕期一定要注意保持口腔卫生。

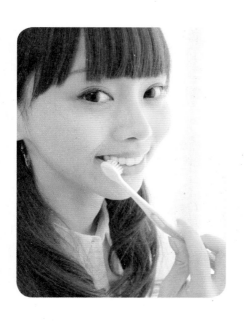

口腔保健的方法

为了保持口腔卫生，孕妈妈要掌握口腔保健的方法。首先，孕妈妈要坚持早晚刷牙，可以适当地使用一些含氟牙膏，每次进餐或吃水果后都要漱口，及时清除口腔内的食物残渣，防止细菌在口腔内繁殖。其次，要保证营养平衡，补充充足的蛋白质、维生素和一些矿物质等，这样不仅可以防止牙病的发生，而且对胎儿牙齿和骨骼的发育也有好处。

口腔治疗的最佳时间

女性有牙病应在孕前就治疗好。如果是轻微牙病，则应维持到产后再处置。在孕期只要坚持经常漱口、刷牙就可以了。若在妊娠期必须拔牙，则拔牙的时间要选择妊娠中期，因为妊娠早期治疗有可能引起流产，晚期胎宝宝的发育进入了关键时期，很多药物特别是麻醉剂不能使用。

第154天　专家指导有方

孕妈妈腹泻要及时治疗

如果女性妊娠后每日大便次数增多，便稀并伴有肠鸣或腹痛，这就是腹泻。腹泻对孕妈妈不利，引起腹泻的常见原因有肠道感染、食物中毒性肠炎和单纯性腹泻等。对于轻度单纯性腹泻，一般服用止泻药即可治愈，对孕妈妈不会造成多大损害。因肠道炎症引起的腹泻，大便次数明显增多，容易引发子宫收缩，引起流产；细菌性痢疾感染严重时，细菌内毒素还可波及胎儿，导致胎儿死亡。因此，孕妈妈一旦发生了腹泻，应尽快查明原因，及时治疗。

孕妈妈发热危害大

孕妇发热分低热（38℃以下）、中热（39℃以下）、高热（39℃以上）三类，往往由病原体侵入引起，有些病原体会影响胎儿发育，引起胎儿畸形。发热对胎儿的危害有时会超过病原体对胎儿的危害。感染性疾病均可以导致机体发热，重度感染除了寒战、高热，还可能发生毒血症、败血症，出现休克、昏迷等。

怀孕期间要避免能引起发热的各种原因。长时间高热一定要征求医生意见决定是否人工流产。妊娠女性可发生各种感染性疾病，并都有体温升高的表现。最常见的是感冒、肺炎、肺结核、急性阑尾炎等。

这些病症除了引起发热以外，还有一些其他症状和表现。孕早期病毒感染，可导致流产、胚胎停育或畸形。晚期急性炎症可诱发宫缩，而导致早产、胎儿宫内缺氧等。因此，孕妇一旦发热应引起重视，并立即去医院就诊，查明病因后对症治疗。

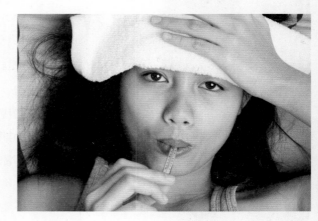

第155天 小腿抽筋的防治

发生小腿抽筋的原因

到了妊娠六七个月，或八九个月时，由于孕妈妈体重逐渐增加，双腿负担加重，有些孕妈妈常常发生小腿抽筋现象，因而感到十分苦恼。该症状实质上是由于小腿后部腓肠肌痉挛性收缩而产生的剧烈疼痛。

胎儿在子宫内生长发育，是通过胎盘从母体血液中获得各种养料的。钙为胎儿骨质生长所必需，胎儿越成熟，所需要钙的量就越大，到了怀孕中、晚期，孕妈妈每天钙的需要量增至1200克。如果孕妈妈饮食中的钙不足，以及维生素D含量不足或缺乏日照，就会引起母体血液中钙的含量降低，降低到一定程度时就会使神经系统对刺激的敏感性提高，从而引起小腿抽筋。另外，若孕妈妈受寒、休息不好，也会引起小腿抽筋。

抽筋的预防和缓解

为了避免腿部抽筋的发生，孕妈妈应该每天到户外活动活动，接受日光照射，不要使腿部肌肉过度疲劳，也不要穿高跟鞋，睡觉前可以对腿和脚进行按摩，多食用含钙丰富的食物，这样便可以预防因缺钙引起的小腿抽筋，必要时还可服用钙片及维生素D。只要体内不缺钙，小腿抽筋就不会发生。但须注意的是，孕妈妈不能认为小腿不抽筋就不需要补充钙了，其实有些孕妈妈缺钙时并没有小腿抽筋的症状，这是因为个体对缺钙的耐受值存在差异。

抽筋引起小腿局部剧烈疼痛时，只要将脚趾用力扳向头侧或用力将脚跟下蹬，使踝关节过度屈曲，腓肠肌拉长，症状便可迅速缓解。为了防止夜晚小腿抽筋，可在睡前用热水洗脚，平时行走不要过多。如小腿抽筋现象较严重，采用上述方法效果不佳时，可增服甲状旁腺素。

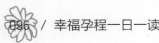

第156～157天　补锌也补钙

钙元素

钙是构成骨骼和牙齿的主要成分，人体99％的钙存在于骨骼和牙齿中，胎儿及婴幼儿在生长发育时期如果缺少钙，就容易患佝偻病，因此对钙的需要量也很高。骨骼中的钙和血液中的钙保持着动态平衡，它可以帮助孕妇控制孕期所患炎症和水肿，降低子宫的收缩压、舒张压，促进胎儿的生长发育，并维持所有细胞的正常状态。

由于孕妇自身及胎儿、胎盘对钙的需要量增加，应及时补充钙。当孕妇膳食中钙摄入量轻度不足或暂时减少时，会使母体血液中含钙水平降低，但由于甲状旁腺素分泌增加，可以加速母体骨骼中钙盐的沉积，保持血钙浓度正常，不会影响胎儿骨骼钙化过程。

锌元素

锌参与人体内很多金属酶的组成，促进机体的生长发育和组织再生，维持性器官和性机能的正常。

锌还参与蛋白质，特别是核酸的代谢过程，维持消化系统、皮肤等的正常功能。在妊娠期间，锌还可以增强有关酶的活性，促进子宫收缩，从而使孕妇顺利娩出小宝宝。

如果人体缺乏锌，可造成免疫力低下，易患感冒及各种感染性疾病。锌还是人类正常生殖所必需的，锌缺乏可导致女性不来月经，男性无精子或少精子。孕妇缺锌，会造成胎儿神经细胞数量减少，出生的胎儿有30％为智力低下儿。

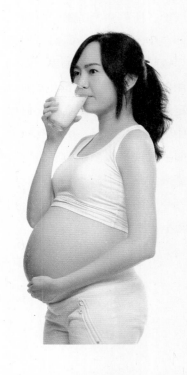

第158天　孕妈妈不宜吃什么

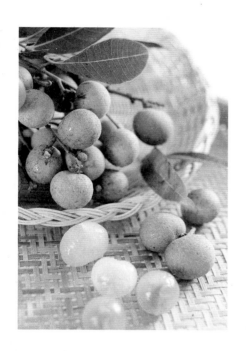

不宜多食桂圆

女性受孕后，阴血偏虚，阴虚则滋生内热，因此孕妈妈往往有大便干燥、小便短赤、口干、胎热、肝经郁热等症状。

不宜多食苦瓜

苦瓜的营养极其丰富，既有预防和治疗脚气病，维持心脏正常功能，促进乳汁分泌和增进食欲等功能，又有降低血糖的作用。中医认为，苦瓜具有清热消暑、养血益气、补肾健脾、滋肝明目的功效。但是，苦瓜内含有奎宁，奎宁会刺激子宫收缩，容易引起流产。

不宜用饮料代替白开水

孕妈妈不宜用饮料代替白开水，因为白开水是补充人体体液的最好物质，最有利于人体吸收，且极少有不良反应。各种果汁、饮料都含有较多的糖及其他添加剂，还含有大量的电解质，长时间停留在胃里的话，会对胃产生不良刺激，会增加肾脏过滤的负担。

不宜吃冷食物喝冷饮

在孕期，很多孕妈妈血热气盛，总觉得身上很热很燥，特别是在炎热的夏天，于是她们随意吃冷食、喝冷饮。其实冷食吃得太多会使胃肠血管突然收缩，胃液分泌减少，消化功能降低，从而引起食欲不振、消化不良、腹泻，甚至引起胃部痉挛，出现剧烈腹痛现象。

第159天
日常保健知多少

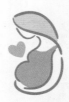

应尽量少乘坐电梯

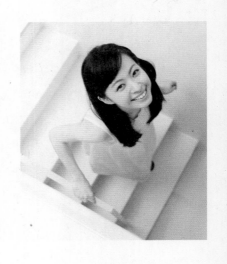

乘坐电梯时，在电梯启动或停止时，很多人都会感觉到头晕，孕妈妈的感觉则更为强烈，有些体质敏感的孕妈妈还会伴随出汗、心慌等不适症状，甚至有孕妈妈因乘坐高速电梯而导致流产的例子。这是因为电梯在启动或停止的瞬间，供应到头部的血液突然减少，神经细胞的活动就会随之受到影响，而且乘坐电梯时，人体内的血液在垂直方向会和电梯产生反方向的加速度，脑压也随之下降，所以乘坐电梯的人头部就会出现暂时性缺氧、贫血，从而产生了头晕的现象。

因此，孕妈妈应少乘坐电梯，特别是高速电梯，身体健康时多走走楼梯，这样还有利于锻炼身体。

不宜戴隐形眼镜

患近视的人喜欢戴隐形眼镜是因为其美观且不碍事，但研究表明，孕妈妈角膜的含水量比常人高，尤其是怀孕末期，角膜透气性差，此时如果戴隐形眼镜，容易因为缺氧而使角膜变肿。

着装宜宽松

孕妈妈的体态会因怀孕而改变，如胸围会增加10厘米左右，腰围也会变粗，臀部在怀孕前与怀孕后期相差10~20厘米。孕妈妈如果再穿原来的衣服，特别是紧身的衣服，就会影响呼吸和血液循环。

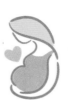

第160～161天
孕6月胎教勤动手

　　在翻花绳的过程中，一个目的就是尽量顺利完成整套动作。只有眼明手快、头脑清晰、手指灵活，玩者才能变出花招，不然就会频频打结。孕妈妈在空闲的时间可以玩玩翻绳游戏，动手的同时也可以使大脑更灵活，这对胎宝宝的大脑发育也是有利的。下面就来教孕妈妈翻降落伞吧。

　　1.如图，将绳子套在左手拇指和小指上，孕妈妈的右手向下拉左手心的绳子。

　　2.孕妈妈的右手再向下拉左手心的绳子。

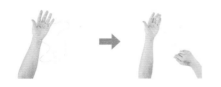

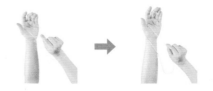

　　3.孕妈妈用右手的拇指、食指由外向内套入左手拇指、小指所形成的小圈内，向下拉。

　　4.孕妈妈左手的食指、中指、无名指向下，伸入右手挑起的3个孔中。

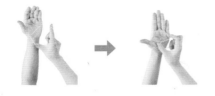

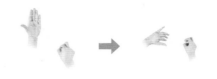

　　5.孕妈妈的右手挑起左手心的绳子，向下拉后即成降落伞了。

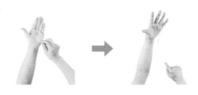

第162天
孕妈妈贫血的预防

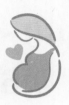

发生贫血的原因及危害

在妊娠期间，孕妈妈的血液总容量增加，而红细胞数量较少，造成血液稀释，称为妊娠期生理性贫血。孕期血红蛋白低于110克/升，红细胞数低于350万/毫米^3，即为贫血。妊娠期间胎儿生长发育和子宫增大需要铁，当身体对铁的需要量超过饮食摄入量时，就会引起贫血。孕妈妈偏食、挑食也是造成妊娠期营养不良和贫血的重要原因之一。轻度贫血对妊娠、分娩无太大影响。重度贫血则不仅导致孕妈妈出现头晕、乏力、心慌气短，还可能导致胎宝宝宫内缺氧、发育不良、早产、死亡等，生出的孩子也会比正常的孩子小，出生后容易感染疾病。

如何防治贫血

防治妊娠期贫血，首先要补充足够的营养物质，做到不偏食、不挑食，以满足孕妈妈本身及胎儿的营养需要。动物的肝脏、绿色蔬菜、蛋、豆类、瘦肉、水果中均含有丰富的蛋白质、铁、维生素。用铁锅炒菜也可补充铁。若孕妈妈患有慢性失血，如痔疮、牙龈出血、鼻出血、钩虫病等疾病，以及消化不良时，要及时治疗。

孕妈妈要补铁

在整个孕程中，孕妈妈需要铁的量为1000毫克，其中增加血容量需要450毫克，胎宝宝和胎盘的发育需要350毫克，而其余的200毫克则储存起来为分娩时做准备。由于铁的吸收率低，专家建议孕妈妈在怀孕4个月以后每日补充0.3克的硫酸亚铁，配合服用维生素C的吸收效果更佳。怀孕4个月以后每日补充0.8毫克叶酸，可以预防巨幼红细胞性贫血。

第163~164天 科学补充DHA

🦶 什么是DHA

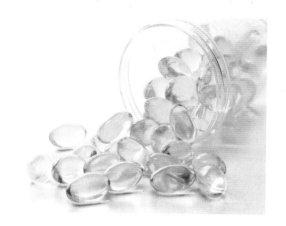

　　DHA、EPA和脑磷脂、卵磷脂等物质合在一起被称为"脑黄金"。其中DHA是一种多价不饱和脂肪酸，它存在于多种组织器官中，是构成细胞膜尤其是神经系统细胞膜和视网膜的重要组成成分，对胎儿大脑和视网膜的发育起着十分重要的作用。

　　在孕期，DHA是优化胎儿大脑锥体细胞磷脂的构成成分。特别是在胎儿满5个月后，如果人为地刺激胎儿的听觉、视觉、触觉，会引起胎儿大脑皮层感觉中枢的神经元增长更多的树突，这就需要母体供给胎儿更多的DHA。DHA不仅对胎儿大脑发育有重要影响，而且还有助于视网膜光感细胞的成熟。就是说，DHA能令宝宝大脑聪慧、眼睛明亮。

🦶 补充DHA的最佳时间

　　鱼油类DHA制品。一般来说，鱼油类DHA制品在孕中晚期（孕20周后）至胎儿出生后6个月内服用效果最佳。因为这个时期是胎儿大脑中枢的神经元分裂和成熟最快的时期，也是对DHA需要量最多的时期。在孩子出生后，母亲可继续服用DHA，能通过乳汁传递给胎儿。

　　α-亚麻酸营养品。α-亚麻酸营养品的最好补充时间在孕晚期（孕28周后）至胎儿出生后6个月内。因为孕产妇在这个时期可利用母血中的α-亚麻酸合成DHA，然后通过血液或乳汁输送给胎儿。

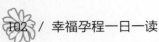

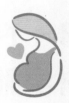

第165~166天
保持漂亮有方法

容貌为什么会变丑

很多孕妈妈在怀孕后容貌会发生一些改变，如脸上会出现斑块，身上会出现色素和妊娠纹等。这是因为怀孕后，为了满足胎儿生长发育的需要，孕妈妈肾上腺的分泌功能会增强，从而使肾上腺皮质激素增多，这就导致了孕妈妈脸上出现斑块和身上出现色素沉淀。

孕妈妈不宜穿着邋遢

有些女子怀孕后，因为妊娠反应或其他原因，变得很懒散，常常衣冠不整，再加上脸色也变得苍白无华，整个人就显得邋里邋遢，这是非常不好的。孕妈妈在妊娠期更应该注意修饰打扮（化妆除外），因为这样不仅可以掩饰怀孕后体形的变化，还有利于身体健康和精神振奋，有助于维持孕妈妈的良好心境。

孕妈妈要选择合适的鞋子

大多数孕妈妈怀孕3个月后，大脚趾下面会出现浮肿；6个月后，整个脚浮肿得如同平脚；妊娠后期会更严重，有些孕妈妈腿脚浮肿得甚至难以维持走路时的平衡。孕妈妈体重的不断增加使血液循环不畅，脚底会产生压迫感，还会加剧腰痛。因此，女性怀孕后，身体有了变化，肚子一天一天增大，体重增加，身体的重心前移，站立或行走时腰背部肌肉和双脚的负担加重，此时不宜再穿高跟鞋，而应选择合适的平底鞋。

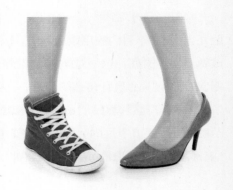

第167～168天　远离电磁辐射

科学使用家用电器

尽管家电产品产生的电磁波对人类健康会造成很多的不良影响，特别是对孕妈妈的影响更大，但又不能不使用这些为生活带来极大便利的产品，那么，该如何有技巧地避开电磁辐射的伤害呢？

◎保持安全距离

孕妈妈使用吹风机时不要将吹风机贴近头部，使用烤箱、烤面包机时，应与其保持70厘米以上的距离，与音响、电冰箱、电风扇保持1米以上的距离，与电视机、空调、运作中的微波炉以及电热器保持2米以上的距离。

◎减少使用时间

减少使用电器产品的时间，则可减少电磁辐射带来的伤害。一般人使用电脑的时间一天不应超过6小时，孕妈妈一周使用电脑的时间不应超过2小时。手机每天通话不可超过30分钟。孕妈妈要尽量少看电视，如果看电视时间过长，不仅会受电磁辐射，伤害眼睛，更会因此而减少活动量，有碍健康。

孕妈妈不宜经常操作电脑

电脑的电磁辐射、噪声、光照不足及铅污染对人体均可产生不良影响，长期操作电脑的人常会有头昏、头痛、眼睛及肩臂疲劳、食欲下降等反应。

因此，经常接触电脑的妇女怀孕后，最好不要再使用电脑，如若调离电脑工作没有太大的可能，则在使用电脑时应与电脑保持一定的距离，并与他人操作的电脑保持两臂以上的距离，操作时，还要特别注意室内应经常开门窗，并在工作1小时后到室外或窗前活动一下，呼吸新鲜空气，这样可以减少对母婴的危害。

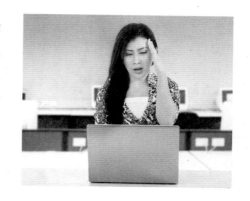

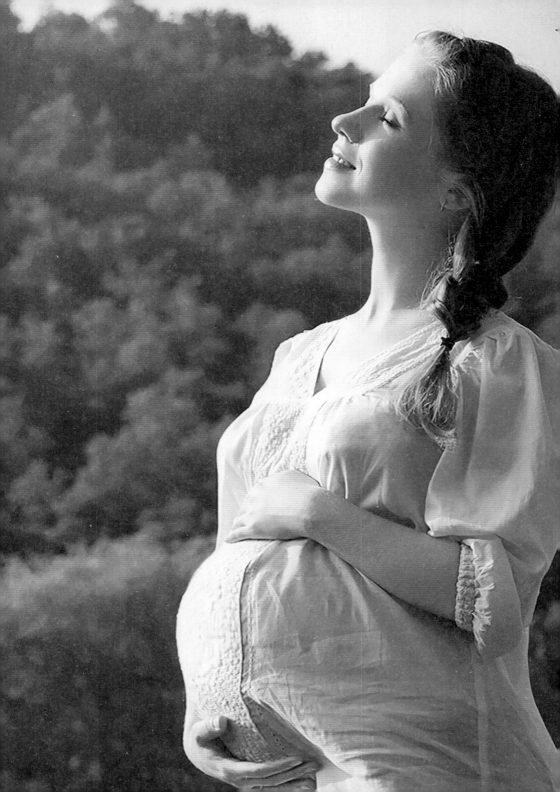

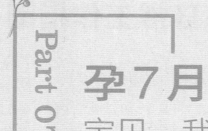

Part 07

孕7月
宝贝，我们玩游戏吧

孕7月妈妈的身体变化

此时子宫底高度上升到肚脐以上，达21~24厘米，不仅下腹部，连上腹部也大起来，肚子感到相当沉重。子宫对各种刺激开始敏感，胎动亦渐趋频繁，偶尔会有收缩现象，乳房更加发达。

孕7月胎儿的成长

这个时期，胎儿身长为36~40厘米，体重1000~1200克。由于皱纹很多，相貌像是老人。头发已长出5毫米了，全身都被细毛覆盖着，上下眼睑已形成，眼睛能睁开，鼻孔开通，容貌可辨。

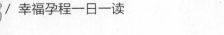

第169天
孕妈妈日常工作指南

工作期间要经常活动

工作时，如果孕妈妈长时间坐着，活动少，子宫就会压迫骨盆，从而影响血液的循环，这对胎宝宝的健康非常不利。对于坚持工作的孕妈妈来说，每小时应该试着做一些伸展肢体运动。例如，孕妈妈先脱掉鞋子，然后把腿在身体前伸直，再把腿弯曲，绷脚尖，重复5次左右。这种练习可以促进血液循环。

孕妈妈应将工作压力减到最小

在工作时，有些孕妈妈面临着各方面的压力，这无论是对孕妈妈还是对胎宝宝来说都是非常不利的。当孕妈妈面临着压力时，睡眠就会不规律，容易导致疲劳，如果长期下去，就可能引起早产。同时，压力会使孕妈妈激素的分泌功能受到影响，从而使血糖值增加，氧气的供给量也会随之减少，会对胎宝宝的生长发育造成一定的影响。因此，孕妈妈应该将工作压力减到最小，在空闲时间可以听听音乐，放松放松心情。

孕妈妈工作莫勉强

妊娠后，孕妈妈应该合理地安排自己的工作，不要再接手一些需要较长时间、任务较重的工作，应该量力而行，尽可能从事一些较为轻松的工作。如果工作时感到压力很大或不舒服，则应该向单位请假，回家休息。

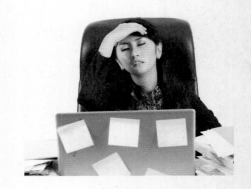

第170天　一天的饮食安排

　　这个时期胎儿需要大量的蛋白质，以使皮肤充满脂肪，孕妈妈则需要各种营养，特别是含铁丰富的食物来增加血容量和血红细胞，减轻贫血的症状。孕妈妈应注意保持良好的胃口，饮食还要选择富含植物纤维和有润肠作用的食物，这样可以缓解由于子宫压迫直肠而引起的便秘；进入妊娠晚期后，应该控制饮水量，每天保持在1升以内为好；如果不太喜欢饮水，可以选择一些含水量多的水果，吃水果的时候注意用水冲洗干净，最好生吃，去皮后立即食用。

　　有些孕妈妈特别爱喝果汁，认为多喝果汁可增加营养，不会发胖，生出的宝宝皮肤会细腻白嫩，甚至以果汁代替水了。这其实不正确，鲜榨果汁中95%以上是水分，此外还含有果糖、葡萄糖、蔗糖和维生素，这些糖类很容易消化吸收，不但会促使体重迅速增加，还不利于身体健康。所以孕妈妈每天饮用果汁量不宜超过300~500毫升。而果汁饮料含有防腐剂、色素和香精，这些成分对人体有害无益，孕妈妈应慎重选择，尽量不喝或少喝这些饮料。

 一天的饮食安排

◎早餐
菜肴：肉片百合
主食：营养粥2小碗，素菜包子3~4个（约150克）或翡翠蒸饺适量
水果：香蕉2根

◎中餐
菜肴：红烧兔肉，香蕉豆腐，鲜鱼汤
主食：米饭2小碗，或金银卷2~3个（玉米面、白面相掺，量约150克）
水果：可根据条件选择（量约200克）

◎晚餐
菜肴：豌豆虾仁炒鸡蛋，酸甜白菜，骨头汤
主食：米饭2小碗，或猪肉面1碗（量约150克）
水果：石榴1个

第171～172天
这三件事孕妈妈不能做

孕妈妈禁用风油精、清凉油

头痛、头昏、轻度的烧伤和皮肤瘙痒时，人们习惯用风油精或清凉油来擦拭，因为其有轻度的消炎退肿、爽神止痒的作用，很多孕妈妈也喜欢用风油精或清凉油来提神。但是，从优生角度上讲，孕妈妈不宜使用风油精或清凉油。因为清凉油的主要成分之一是樟脑，而樟脑经皮肤进入人体会造成一定的危害。清凉油中的樟油可通过胎盘屏障危及胎儿，甚至造成胎儿死亡。因此，孕妈妈特别是在怀孕的前3个月内应避免使用清凉油，也不要接触含樟脑成分的所有制剂。

不宜服用驱虫药和泻药

一些人由于卫生习惯不好，容易患肠寄生虫病，特别是蛔虫病。这时，患者大多是采用驱虫药和泻药的方法来进行治疗。但如果孕妈妈在孕期（特别是在妊娠早期）患有肠寄生虫病，且无紧急症状，一般不要服药进行驱虫。因为胎儿处于器官分化阶段，各种驱虫药和泻药或多或少会对胎儿产生不良反应，甚至引起流产、早产。

孕妈妈切莫浓妆艳抹

化妆品均含有对人体有害的物质，如砷、铅、汞等，被孕妈妈的皮肤和黏膜吸收后，可透过胎盘屏障进入胎儿循环组织，可导致胎儿畸形。

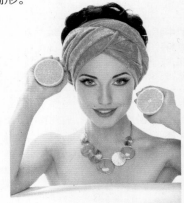

第173~175天
孕妈妈脸部护理

如何洗脸

孕妈妈皮肤的清洁卫生很重要。妊娠期间因为激素的关系，皮肤容易失去光泽，或者皮肤的类型有所改变，这是由于新陈代谢旺盛、汗和皮脂都增多了的缘故。虽说是在妊娠期，也不能疏于保养皮肤，孕妈妈应以一个漂亮的、有魅力的面目度过妊娠期。收拾得干干净净的，自己也会感到心情愉快，对产后恢复皮肤功能也有好处。

妊娠期洗净脸很重要，早晚两次，使用平时常用的洁面用品，揉出泡沫，仔细地洗，洗干净以后，再抹上护肤品。

夏天是容易出汗的季节，要增加洗脸次数。勤洗脸，不仅是为了去掉油垢，也可使心里感到爽快。由于激素的作用，孕妇脸上容易长斑，一般在产后就会消失，不必十分介意。受紫外线照射也容易长斑。

如何进行面部按摩

妊娠期每天进行面部按摩也是非常重要的，既能加快皮肤的血液流通，促进皮肤的新陈代谢，又能预防皮肤病，保持皮肤的细嫩，使皮肤的机能在产后尽快恢复。

面部按摩的要领如下：用洁面膏洗掉脸上的污垢，再用毛巾将水擦干，在脸上均匀地搽上冷霜膏，然后用中指和无名指从脸的中部向外侧进行螺旋式按摩，按摩完后，拧一条热毛巾擦拭干净。

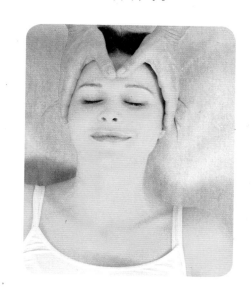

第176~177天 什么是羊水

羊水的作用

羊膜为胎儿的附属部分，羊膜腔内的液体称为羊水。羊水是维持胎宝宝生存的要素之一，从胚胎开始形成之前，羊水就将子宫壁撑开，给宝宝提供生长发育所需的自由空间。它保护着胎儿免受挤压，防止胎体粘连，保持子宫腔内恒温、恒压。我们还可以通过分析其成分来了解胎宝宝的成熟度和健康情况，而且阵痛时借着水囊传导压力也可协助扩张宫颈。

羊水过多的症状与治疗

正常羊水约为1000毫升，羊水量超过2000毫升称为羊水过多。在大多数情况下，羊水的增加是缓慢的，称为慢性羊水过多；极少数羊水量在数天内急剧增加，称为急性羊水过多。慢性羊水过多常发生在妊娠晚期，发展较慢，一般孕妈妈无明显不适。急性羊水过多发生在妊娠24周以后，由于羊水急剧增加使孕妈妈子宫迅速过度膨胀，从而引起腹痛、腹胀不适，压迫膈、心脏、肺，引起心慌、气短。

孕妈妈一旦发现腹部增大明显时应立即去医院检查，以明确是否为羊水过多，胎儿有无畸形，以及有无其他并发症。如症状不重，胎儿无畸形可继续妊娠，但应注意休息，服低盐饮品，或在医生指导下用药，即可顺利分娩。

羊水过少的症状与治疗

妊娠晚期羊水量少于300毫升称为羊水过少，孕妈妈一般无自觉症状，妊娠早期、中期羊水过少时多以流产而告终。羊水过少时，羊水黏稠浑浊，呈暗绿色。羊水过少的原因现在还不清楚，一般可见于胎儿发育不良、胎盘缺血，或并发妊娠高血压疾病，或并发心血管疾病。

对足月妊娠确诊为羊水过少者，要密切观察胎儿情况，如有异常应终止妊娠，或立即破膜引产。产程中要严密观察胎儿情况，如有宫内窒息，应立即结束分娩。足月妊娠而无胎儿畸形者，可进行剖宫产。

第178～179天 水肿怎么办

在妊娠中后期，孕妈妈容易出现水肿。其主要是因为孕妈妈为了满足胎儿生长发育的需要，体内的血浆和组织间液体增多，特别是到了妊娠后期，子宫逐渐增大，压迫下肢静脉和盆腔静脉，使下肢静脉血液回流受阻，下肢静脉压力过大，体内的血液会渗透到组织间隙，从而引起了水肿。不过，一般经卧床休息后，这种水肿大多能自动消退。如果劳累、行走和站立时间过长，下肢也容易出现水肿。此外，妊娠高血压疾病、营养不良性低蛋白血症及贫血都容易引起水肿。

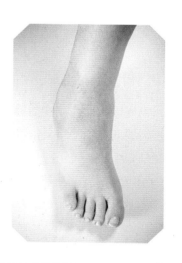

妊娠水肿的分类

妊娠水肿分为显性水肿和隐性水肿两种。如孕妈妈下肢皮肤发亮、弹性减低，用手指按压后出现凹陷，叫作显性水肿；有些孕妈妈体表无明显水肿，液体潴留在各器官的间隙中，体重增长很快，每周超过0.5千克，这类水肿叫作隐性水肿。

水肿的处理

妊娠期出现的水肿是怀孕引起的生理反应，不用害怕。一般情况下，轻微水肿只要注意休息，坐、卧时将双腿抬高，少吃含盐过高的食物，水肿就可以减轻和消失。如果是因为营养不良引起的水肿，孕妈妈则需要进行饮食调养，每天要保证摄入足量的鱼、肉、蛋、禽等食品。若下肢水肿严重，或伴有头晕、恶心、呕吐等，则要考虑是否患了其他疾病，如妊娠高血压疾病、蛋白尿等，需要到医院做进一步的诊治。

第180～181天
妊娠高血压疾病知多少

什么是妊娠高血压疾病

妊娠高血压疾病简称"妊高征"，是妊娠期女性特有又常见的疾病，一般在妊娠中、晚期出现。其是指怀孕20周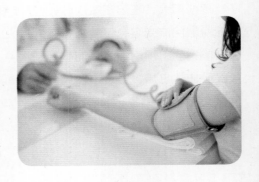后孕妈妈的舒张压高于90毫米汞柱（1毫米汞柱≈0.133千帕）或收缩压高于140毫米汞柱，或是怀孕晚期比早期舒张压升高15毫米汞柱或收缩压升高30毫米汞柱。该病的病理变化主要为全身小动脉痉挛，病变可累及多个器官，严重时可导致心、肝、肾、脑等主要器官缺氧、水肿、坏死，甚至功能衰竭，部分患者还会有慢性高血压及肾病等后遗症。

妊娠高血压的症状

妊娠高血压疾病的临床表现为高血压、蛋白尿、水肿、血小板减少、凝血功能障碍，严重者有头疼、头晕、眼花、上腹部疼痛等自觉症状，甚至出现抽搐、昏迷以及母婴死亡等情况。

哪些人易患妊娠高血压疾病

1.年轻初产妇或高龄产妇。

2.有慢性高血压、慢性肾炎、糖尿病等病史的孕妈妈。

3.精神过分紧张或受刺激致使中枢神经功能紊乱者，营养不良、贫血、低蛋白血症者。

4.子宫张力过高（如羊水过多、双胎妊娠、糖尿病、巨大儿）者。

妊娠高血压疾病对孕妈妈的影响

孕妈妈患有妊娠高血压疾病，特别是重度妊娠高血压疾病，可能发生心力衰竭、肺水肿、心肌出血、脑缺血、抽搐、昏迷、视网膜脱落、产后出血、产后血液循环功能衰竭甚至死亡等并发症。

妊娠高血压疾病对胎儿的影响

妊娠高血压疾病是引起围产期胎儿死亡的重要原因之一。孕妈妈患妊娠高血压疾病时，由于子宫血管痉挛，引起胎盘供血不足，从而导致胎盘功能减退，这样可能造成胎儿生长发育受限、死胎及新生儿窒息和死亡等。当妊娠高血压病情加重时，孕妈妈应尽快终止妊娠。

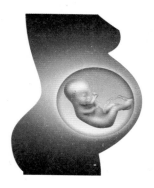

如何预防妊娠高血压疾病

避免孕妈妈患妊娠高血压疾病，重在预防。首先，孕妈妈在孕期一定要按时定期检查，每次检查包括测血压和称体重，并定期进行尿液化验检查，以便观察血压、尿蛋白及水肿情况。其次，加强孕期营养及休息，注意多吃一些富含蛋白质、维生素及微量元素的食物，适当限制食盐的摄入。此外，如有妊娠高血压疾病易发者，应积极注意孕期检查和监护，有异常情况时能做到早发现、早治疗。

治疗妊娠高血压疾病

孕妈妈一旦发现患有高血压，则应马上诊治，注意休息，并采取左侧卧位以减少子宫对下腔静脉的压迫，使下肢及腹部血流充分回到心脏，保证肾脏及胎盘的血流量，必要时按医嘱服一些降压或镇静药物。

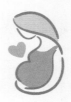

第182天
孕7月视觉胎教

　　视觉胎教，是指在怀孕后期，当胎儿醒着时，用手电筒的光射准妈妈腹部，以训练胎儿昼夜节律，促进胎儿视觉功能及脑健康发育的一种方式。这样训练过的胎儿，出生后能够适应白天玩、晚上睡的生活。这样的胎教也有利于胎儿的视觉功能发育，对胎儿日后视觉变得敏锐、协调、专注和阅读都将会产生良好的影响。

　　专家们认为，胎儿视力发育较晚，在怀孕的早期和中期，一直处于闭着眼睛生活的状态。

　　一般来说，胎儿4个月时，视功能开始出现，此时如果用光线稍强的手电筒光照孕妇腹部，胎儿会对光线有反应，但他并不睁眼。

　　胎儿7个月时，视力发育得比较成熟，视网膜能够反映外界光线，并把光的信号传送到大脑。

　　所以，视觉胎教最好在胎儿7个月时开始。

　　视觉胎教应注意以下几点：

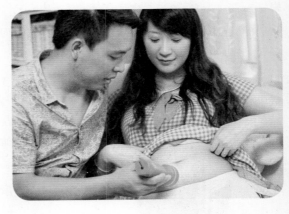

　　❀ 忌用强光照射，光线最好弱一点，用光线较弱的手电筒就可以。

　　❀ 每次时间不宜过长，一般几分钟就可以了。

　　❀ 可以每天上午、下午各选一个合适的固定时间。

　　❀ 做视觉胎教时，孕妇选舒服的姿势坐好，放松精神，保持心情愉悦。

　　❀ 开始前，孕妇可以轻轻拍拍胎儿，对他说些话，如"宝贝，来，看光亮"，然后用手电筒在离肚子不远处照射。照射时，要有节奏，让手电筒一亮一灭，以促使胎儿视觉细胞进行应对活动。

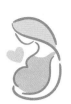

第183～184天
身体疼痛知多少

🐾 胸痛

　　孕妈妈在孕期有时会发生胸痛，这种胸痛一般发生于肋骨之间，就像神经痛。这种情况可能是由于膈肌抬高所致，也可能是孕妈妈缺钙所致。此时，孕妈妈不要慌张，可以适当地补充一些高钙食物。

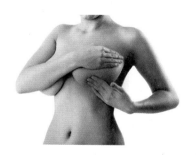

🐾 臂痛

　　到了妊娠晚期，由于怀孕压迫了脊柱神经，当孕妈妈把胳膊抬高时，手臂就会感到一种异样的疼痛，这种疼痛感觉有时就像蚂蚁在手臂上爬行一样，但分娩后这种症状就会消失。孕妈妈应注意避免过度劳动，也要禁止做牵拉肩膀的运动。

🐾 腰背痛

　　妊娠后半期，孕妈妈为了使重心前移的身体保持平衡，不得不使头部和肩部向后倾斜，腰向前挺，使背部肌肉处于一种不自然的紧张状态，这样就增加了腰部的负担。如果孕妈妈平时缺少锻炼，也容易感到腰胀背痛。通过以下方法可以避免或缓解症状。

　　孕妈妈经常洗热水澡可改善腰部血液循环，减轻腰部疼痛，轻轻按摩腰部对减轻腰部疼痛也有很好的作用；不要长时间保持一种姿势，不要久站或过多走路；从地上捡或提东西时，要弯曲膝盖蹲下，并保持背部挺直；下腹部要使用腹带，穿柔软合适的低跟或坡跟鞋，防止下肢水肿；保证充足的休息和卧床时间，这对减轻腰肌紧张和负担都是有益的。

第185天
选择蔬菜水果有学问

　　蔬菜水果是人们生活中必不可少的食物，在膳食中占有较大的比例。其特点是蛋白质和脂肪含量很低，含有一定量的糖类及丰富的无机盐类（钙、钾、钠、镁等）和某些维生素（如维生素C和胡萝卜素等）。蔬菜、水果也具有很好的感官性状，可增进食欲，帮助消化，维持肠道正常功能及膳食的多样化。尤其在孕期，某些孕妈妈由于妊娠反应剧烈，食欲不佳，容易便秘，吃些蔬菜水果，是保证矿物质和维生素C供给的重要途径，有助于孕妈妈健康及胎儿成长。

　　蔬菜水果的选择，有一定的学问。通常而言，颜色深的如青椒、胡萝卜、西蓝花等蔬菜富含叶绿素、叶酸、β-胡萝卜素以及维生素C等孕妈妈所需的重要营养素。此外；在选择的时间上也有所不同，一般来说，新鲜采摘的水果和蔬菜比存放时间久的营养丰富，而且口感好。

　　水果蔬菜在食用前要用专用清洗剂洗干净，以免残留的农药对人体造成危害。另外，蔬菜加工时要先洗后切，以免造成营养成分丢失。而且切过的菜存放时间不宜过长，以免营养流失或产生有害物质。不要用铜锅炒菜，炒菜时应急火快炒，菜汤不要丢掉。

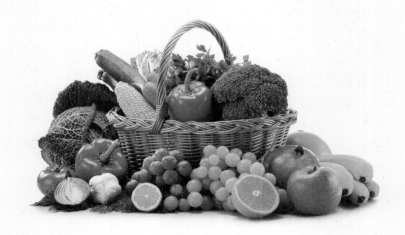

第186天 避开厨房"陷阱"

很多孕妈妈都认为危害只存在于家外面，其实很多时候家中也隐藏着危害。每天都要使用的厨房，可能正隐藏着不为你所知的"陷阱"呢。

慎防煤气中毒

煤气为一氧化碳的俗称，是无色、无味的气体。在孕早期，一氧化碳中毒可影响胎儿生长发育，造成胎儿畸形、流产或胎死宫内，在孕晚期，一氧化碳中毒可造成胎盘早剥、早产、胎儿死亡等。

孕妈妈心脏功能、肾的排泄功能、肝的解毒功能等较平时大大增强，身体的代谢能力几乎达到了极限，而且体内血红蛋白本来就偏低。如果孕妈妈血液中一氧化碳浓度上升，会使本已偏低的血红蛋白和一氧化碳大量结合，使血红蛋白和氧结合的机会大大下降，容易造成供氧不足，发生一氧化碳中毒。所以，孕妈妈使用煤气一定要谨慎，用完后要随手关掉，以免发生意外。

油烟危害大

炒菜时，将菜放进滚热的油锅中时，一时油烟四起，这个时候的油烟危害是最大的。

当各种食用油加热到200℃以上时，产生的油烟凝聚物，如氮氧化物等有很强的毒性，还有煤气灶、液化气灶燃烧后生成的致癌物苯并芘。这些有害油烟能够通过孕妈妈的呼吸道进入血液，穿过胎盘，伤害胎宝宝，干扰胎宝宝的正常发育，甚至会造成胎宝宝发育不良。

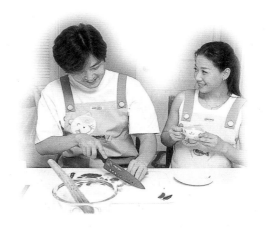

第187～188天
为宝宝营造色彩环境

色彩能够影响人的精神和情绪，它作为一种外在的刺激，通过人的视觉产生不同感受，给人以某种精神作用。不同的颜色对人的情绪有不同的影响。实验发现，长期处在黑色环境中的人，会感到情绪低落、烦躁不安和极度疲劳；处在红色环境中，会使人感到压抑和疲劳；处在白色、粉红色、淡蓝色等洁净、柔和的环境中，会给人安静、平和的感觉。

孕妈妈因体内激素的变化，往往性情急躁，情绪波动较大。那么，如何恰如其分地运用色彩环境来促进胎儿的发育呢？首先，不宜多接触红、黑等色彩，以免产生烦躁、恐惧等不良心理，影响胎儿生长发育。其次，孕妈妈平时应有意识地多接触一些偏冷的色彩，如绿色、蓝色、白色等，有利于情绪稳定，保持淡泊宁静的心境。

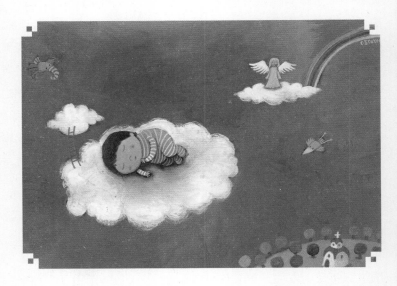

要使腹内小宝宝安然平和地健康成长，在布置孕期居室、选购日常用品时，要有意识地注意色彩这个问题。多选用粉红色、绿色、淡蓝色、黄色等颜色来布置装饰居室和工作环境，如一盆绿色植物、一幅色彩鲜艳柔和的挂画、一块橘黄色的餐布等，都能给空间带来不一样的视觉感受。

第189天
把植物搬出卧室

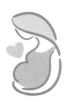

许多人喜欢在自己的卧室摆上几盆花草，一来可以当做装饰之用，美化卧室，二来有些花草可以吸收空气中的有害成分。但卧室摆花草有讲究，特别是孕妈妈的卧室。

虽然有些花草能使空气清新，但有些却会对人产生负面影响，并不适合摆放在卧室内。孕妈妈的卧室里摆放的花草不宜过多，以免引起孕妈妈和胎宝宝的不良反应。

如万年青、五彩球、洋绣球、仙人掌、报春花等接触后容易引起过敏反应，如果孕妈妈的皮肤触及它们，或其汁液沾到皮肤上，容易发生急性皮肤过敏反应，出现瘙痒、皮肤黏膜水肿等症状。还有一些具有浓郁香气的花草，如茉莉花、水仙、木兰、丁香等会引起孕妈妈嗅觉不灵、食欲不振，甚至出现头痛、恶心、呕吐等症状。百合花的香味闻久了会使人的中枢过度兴奋而引起失眠。夜来香虽然具有驱蚊的功效，但其夜间散发的刺激嗅觉的微粒，会使高血压和心脏病患者感到头晕、郁闷，甚至病情加重。所以，孕妈妈的卧室最好不要摆放过多的花草，特别是芳香馥郁的盆花。

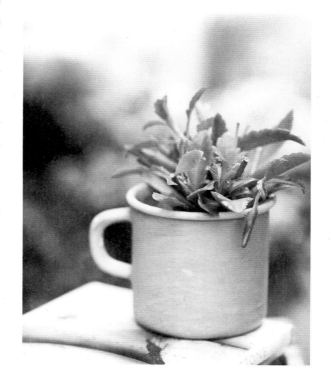

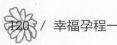

第190~191天
皮肤痒疹怎么办

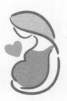

皮肤痒疹

有些孕妈妈在妊娠最后的3个月，会出现皮肤痒疹的现象，在分娩后即可自行消退。孕妈妈发生皮肤痒疹的原因多为肝内胆汁淤积，主要是妊娠后对体内增多的甾体激素异常敏感，有些孕妈妈是因为胆汁代谢异常引起皮肤瘙痒和皮疹。

专家研究表明：在孕妈妈出现皮肤瘙痒症中，有4.2%~5%是妊娠期肝内胆汁淤积症。患有肝内胆汁淤积症的孕妈妈容易发生胎盘功能不全、胎儿宫内窒息、早产及产后出血等并发症。因此孕妈妈对皮肤瘙痒应给予重视。

皮肤痒疹的治疗法

1.用炉甘石洗液，或5%~20%黑豆馏油，或用10%~20%中药蛇床子溶液，或用75%酒精涂擦局部止痒。

2.在医生指导下可适当用些镇静药和抗过敏药，如口服安定、三溴合剂、非那根（即异丙嗪）、扑尔敏、赛庚啶等。假如再加服B族维生素、维生素C和静脉注射10%葡萄糖酸钙等，则止痒效果更好。

孕妈妈要尽量避免用手去搔抓痒处，以防抓破皮肤后引起细菌感染；忌用热水、肥皂水擦洗；同时，在饮食上也要加以注意，多吃新鲜蔬菜和水果，增加维生素的摄入，少吃辣椒、大蒜、韭菜等刺激性食物，以利于血液流通，减少肝脏胆汁淤积。若孕妈妈把皮肤痒疹尽快治愈，则对胎儿的危害性就较小。

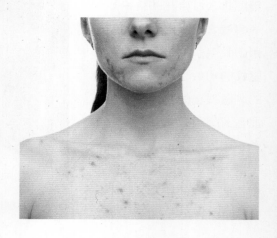

第192～193天
妊娠黄褐斑的防治

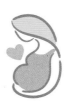

有研究表明，黄褐斑的形成与孕期饮食有着密切关系，如果孕妈妈的饮食中缺少一种名为谷胱甘肽的物质，皮肤内的酪氨酸酶活性就会增加，从而出现黄褐斑。下面介绍一些对防治黄褐斑有很好疗效的食物。

◎各类新鲜蔬菜

各类新鲜蔬菜含有丰富的维生素C，具有消退色素作用。其代表食物有马铃薯、卷心菜、花椰菜等。瓜菜中的冬瓜、丝瓜等对孕妈妈也具有一定的美白功效。

◎猕猴桃

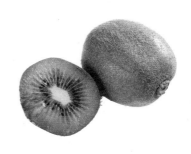

猕猴桃中富含食物纤维、维生素C、B族维生素、维生素D和矿物质。其所含的维生素C能够有效地抑制皮肤内多巴醌发生氧化作用，使皮肤中深色氧化型色素转化为还原型浅色素，从而干扰黑色素的形成。但要注意脾胃虚寒的孕妈妈不可多吃，否则易腹泻。

◎柠檬

随着孕妈妈体内过氧化物逐渐增多，极易诱发黑色素沉着，而柠檬中所含的枸橼酸则能有效防止皮肤色素沉着。孕妈妈食用柠檬或使用柠檬制成的沐浴剂洗澡，就能使皮肤滋润光滑。但柠檬味道极酸，不宜多吃，否则会损伤牙齿。

◎大豆

大豆中所富含的维生素E能破坏自由基的化学活性，不仅能抑制皮肤衰老，而且还能防止色素沉着于皮肤。孕妈妈若经常食用用大豆熬制的甜汤，就能有效地消除黄褐斑。

◎谷皮类食物

谷皮类食物中富含维生素E，能有效抑制过氧化物质产生，从而起到干扰黑色素沉积的作用。

第194天　孕妈妈运动指南

运动对孕妈妈的好处不言而喻，运动不仅能使肌肉得到活动，促进血液循环，增加母亲血液和胎儿血液的交换，增进食欲，使胎儿得到更多的营养，还能促进胃肠蠕动，增强腹肌、腰背肌和骨盆底肌的能力，合适的运动还有利于顺利分娩。

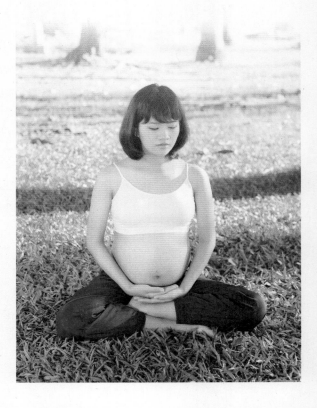

但妊娠到了此月份，孕妈妈的肚子越来越大，平衡感受到影响，行动变得缓慢、笨拙，而且，因为子宫过度膨胀，宫腔内压力较高，子宫口开始变短，孕妈妈身体负担变得更重，所以此时不宜选择有难度的运动。有可能跌倒、伤害或撞击到肚子的运动都不宜进行，现在开始孕妈妈应该降低运动量和强度。

下面，孕妈妈来做一做孕妇体操吧。

◎腰背肌肉运动

双膝平跪于床上，双臂沿肩部垂直支撑上身，利用背部与腹部的摆动来活动腰背部肌肉。

◎双腿高抬运动

仰卧床上，双腿高抬，脚抵住墙，坚持每次3～5分钟。此姿势可以伸展脊椎骨和臀部肌肉，并促进下肢血液循环。每日可进行数次。

第195～196天
孕7月胎教来唱歌

除了利用轻音乐进行音乐胎教外，孕妈妈还可以给宝宝听或唱一些简单的英文歌，为丰富宝宝的语言能力、提高英语学习能力打下基础。当然，此类歌曲不可选太多，只选一两首简单的反复听唱即可增强宝宝对不同语言的敏感度。

下面这首非常著名的英文儿歌《一闪一闪小星星》，孕妈妈可以唱给宝宝听。

Twinkle Star

Twinkle, twinkle, little star

How I wonder what you are

Up above the world so high

Like a diamond in the sky

Twinkle, twinkle, little star

How I wonder what you are

Up above the world so high

Like a diamond in the sky

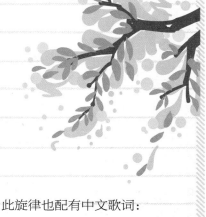

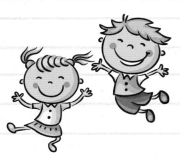

此旋律也配有中文歌词：

一闪一闪亮晶晶，

满天都是小星星，

挂在天空放光明，

好像许多小眼睛。

一闪一闪亮晶晶，

神奇可爱的小星星。

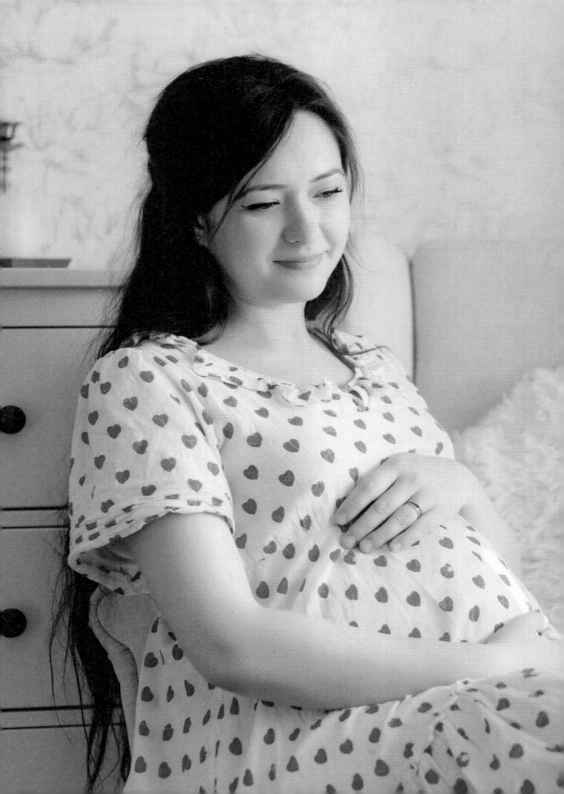

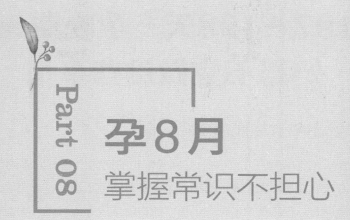

Part 08

孕8月
掌握常识不担心

孕8月妈妈的身体变化

此时孕妇子宫底高27~29厘米，上升到剑突下面一点，因此向后压迫心脏和胃，引起心跳加快、气喘或感觉胃胀，没有食欲。孕妇还会感到身体沉重，行走不便，经常感到腰背及下肢酸痛；在仰卧时，会因子宫的压迫而感到不舒服。

孕8月胎儿的成长

此时，胎儿的身长为41~44厘米，体重1600~1800克。胎儿身体发育已算完成，肌肉发达，皮肤红润，皮下脂肪增厚。

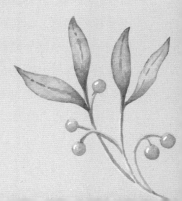

第197～198天　孕晚期妈妈不宜做这些事情

孕妈妈不宜闻汽油味

飞机、汽车及摩托车等机动车辆所使用的动力汽油对人体的危害较大，因为这些动力汽油为了防震防爆，都加入了一定量的四乙基铅，故又称为乙基汽油。乙基汽油燃烧时，四乙基铅即分解出铅，随废气排放到大气中。据调查，空气中的铅有60％来源于汽油，人通过呼吸吸入体内的铅会在血液中沉积，进而对人体，包括孕妈妈腹中的胎宝宝产生危害，可引起铅中毒和先天性发育畸形。而且四乙基铅毒性剧烈，短时间内吸入高浓度四乙基铅的蒸气或皮肤大量接触吸收后，均可能发生急性中毒。倘若不慎误服，则会通过消化道吸收而引起严重中毒。

孕妈妈不宜使用手机

使用手机会对人体的健康造成影响，尤其是孕妈妈，最好不要使用，或尽量缩短使用手机的时间。

因为人的重要器官——大脑，能吸收最强有力的电磁波源。手机的天线能接发强有力的微波，所产生的能量有60％被人脑组织所吸收。研究发现，手机所泄漏的微波辐射，可导致发育中的胚胎畸形，手机还能引起内分泌紊乱，影响泌乳。因此，孕妈妈不要常用手机，以免影响胎儿健康成长，以及因孕妈妈在产前分泌乳液而导致分娩后出现哺乳困难。如果孕妈妈必须要用手机，应尽量缩短通话时间。

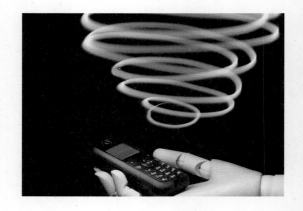

第199~200天 多吃黑色食物

　　黑色食物营养丰富，结构也较合理，有利于人体健康。经常食用黑色食物，可调节人体生理功能，刺激内分泌系统，促进胃肠消化与增强造血功能，提高血红蛋白含量，产生镇静作用和改善睡眠，增强人体免疫力。孕妈妈要提高身体素质，可以多吃黑色食物。适合孕妇食用的黑色食物有以下一些。

◎黑芝麻

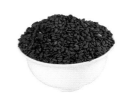

　　黑芝麻含有丰富的不饱和脂肪酸、蛋白质、钙、磷、铁等营养素，还含有多种维生素，它含有的维生素E居植物性食品之首。而且，黑芝麻作为食疗品，有益肝、补肾、养血、润燥、乌发、美容作用，是极佳的保健食品。

◎黑豆

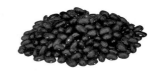

　　常食黑豆对健康有益，黑豆保健效果更强于黄豆，其突出的优点是蛋白质含量高，且质量好，每100克黑豆含有高达45~50克的蛋白质。黑豆还含有丰富的不饱和脂肪酸、钙、磷、铁及胡萝卜素、B族维生素等。

◎黑色蘑菇

　　黑色的蘑菇含多种维生素、矿物质、氨基酸及丰富的纤维素，不仅味道鲜美，而且能防治高血压、高血脂、冠心病、肥胖病、糖尿病、癌症等病症，备受消费者的青睐。

◎海藻、海带、紫菜

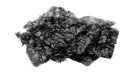

　　它们含有特别丰富的碘，钙、镁、铁含量也很丰富，有利尿、消肿、清血热、降血压等作用。

◎黑米

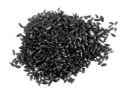

　　黑米的营养价值比一般白米高，每100克黑米含11.3克蛋白质，普通白米仅含6~8克。黑米中的赖氨酸是白米的2.0~2.5倍。黑米能滋阴补肾，补胃暖肝，明目活血，健身功效显著，对头昏、贫血、眼疾等防治效果甚佳。

第201天 一天的饮食安排

　　从这个月开始，胎儿的身体长得特别快，细胞体积迅速增加，大脑的增长达到高峰。肺部迅速发育，体重每月增加700～1000克，营养对于胎儿的影响较前几个月更为重要。由于胎儿的推挤，孕妈妈内脏全部上移，胃部也有受压感，所以感到食欲不振。这段时间极易患上妊娠高血压疾病，因此要尽量少吃含盐多、辛辣的食品，多吃含纤维素多的蔬菜、水果，以减轻便秘和痔疮的症状。

每天饮食的品种

　　专家建议，这个时期每天饮食的品种和量如下：主食（大米、面粉、小米、玉米和杂粮）370～420克，蛋类（鸡蛋、鸭蛋、鹌鹑蛋）50克，牛奶500毫升，肉类和鱼类150克，动物肝脏150克（每周1次），豆类60克，蔬菜500克，水果300克，烹调用油20毫升。

一天的饮食安排

◎早餐
菜肴：各类清淡蔬菜，清炒鸡蛋或瘦肉
主食：麦片粥1小碗，五香卤肉包2个或香蕉薄饼2块（约100克）
水果：猕猴桃1个

◎中餐
菜肴：芹菜炒牛肉，蚝油豇豆，香橙鸡胸
主食：米饭2小碗，小馒头2个（约150克）
水果：香蕉1根

◎晚餐
菜肴：沙姜菠菜，清蒸平鱼，双耳蒸蛋皮，银耳山药羹
主食：米饭2小碗，或面条1小碗
水果：品种根据自己的口味选择（约100克）

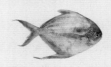

第202天　准爸爸必修课

进入8月，孕妈妈的行动变得越来越不方便，身体因为增大的子宫又进入新一轮的难受期，胸闷、气喘加重、呼吸不畅、食欲不振等一系列的反应又开始伴随着孕妈妈。此时，准爸爸的关心对孕妈妈来说非常重要。

◎对孕妈妈多宽容

孕妈妈因身体不适可能脾气也会变差，这时，准爸爸应该多宽容，多想想孕妈妈为了孕育宝宝承受了诸多的不适，她非常辛苦，偶尔发发脾气也可以理解。妻子发脾气时，丈夫要多迁就并体贴妻子，可以开个玩笑把话题转移一下，或者找一些孕妈妈感兴趣的事来打发时间，让孕妈妈忘记不适。

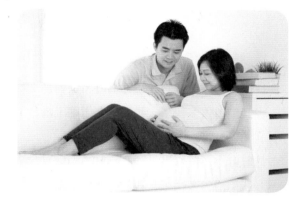

◎尽量让孕妈妈多休息

此时应尽可能让孕妈妈得到充分的休息。准爸爸可多做一些家务活，如果能亲自做一些孕妈妈喜欢的饭菜给她吃，一来可以保证营养的供给，二来还能让妻子感受到准爸爸真诚的关心。

◎给孕妈妈制造一些惊喜

如果孕妈妈下班回到家，发现丈夫竟然买回了一份礼物，这样的惊喜会不会给孕妈妈带来一份好心情呢？准爸爸不要只在纪念日或生日才给妻子送礼物，这种时候，给妻子准备一份礼物，即使只是小小的礼物，表达自己的关心，也会令孕妈妈拥有好心情，孕妈妈心情愉悦可是最好的胎教哦。

◎帮助妻子按摩

此时期孕妈妈易感到疲劳，这会间接对胎儿产生影响，准爸爸应对孕妈妈的手腕、脚等适当地进行按摩，特别是为了让孕妈妈的上半身和下半身的血液循环更加舒畅。

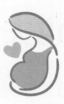

第203天
孕8月胎教学唱歌

孕妈妈唱一唱这首脍炙人口的经典圣诞歌曲《铃儿响叮当》吧。

这首歌曲调流畅、情绪欢快，表现了孩子们热情奔放的性格，抒发了热爱美好生活的真挚情感。每当唱起这首歌，仿佛就能看到一群孩子冒着大风雪，坐在马拉的雪橇上，他们的欢声笑语伴着清脆的铃声在原野中回荡这样的生动画面。

铃儿响叮当

叮叮当，叮叮当，铃儿响叮当，
我们滑雪多快乐，我们坐在雪地上嗨！

叮叮当，叮叮当，铃儿响叮当，
我们滑雪多快乐，我们坐在雪橇上！

冲破大风雪，我们坐在雪橇上，
快奔驰过田野，我们欢笑又歌唱，

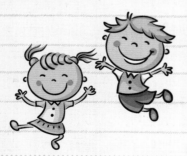

年轻的伙伴们，精神多爽朗，
鞭儿抽得啪啪响啊，马儿快快跑。

叮叮当，叮叮当，铃儿响叮当，
坐上雪橇多快乐，我们飞奔向前方嗨！

第204天 怀孕三大误区

有些孕妈妈存在一些常见误区，有些误区不利于母婴健康，所以，对待孕期误区要及时更正。

◎误区一：怀孕了不能吃药

有的孕妇即使发烧、腹泻等，也是强忍硬扛，因为她们觉得怀孕后吃药会影响胎儿发育。实际上，疾病拖久了，如果病情加重，合并其他疾病会加重对胎儿的危害。所以，有病还是需吃药，只不过孕期不能乱吃药，吃药前需咨询专业的医生，让医生根据用药的种类与性质、胚胎发育的状况、药物用量以及疗程的长短来给予科学的指导。

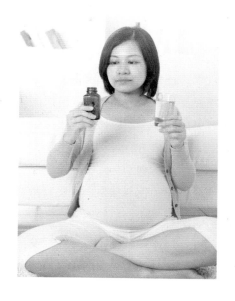

◎误区二：产前检查没有用

很多孕妇不重视产前检查，经常不按医生的建议按时产检。其实通过定期产前检查，可以方便医生及早了解孕妈妈的全面情况和发现潜在的不利于妊娠和分娩的各种因素，比如妊娠高血压疾病等，通过产前检查和自我监护是完全可以做到早发现、早治疗的。

产前检查还可以帮助孕妈妈了解胎宝宝的身体状况，并及时发现妊娠期间的一些异常情况，对可能引起早产的因素做到尽量避免，预防早产的发生。通过产前检查，如发现胎位不正等异常情况，可及时进行纠正，以保证生产安全。

若不进行或不按期进行检查，万一发生异常情况就会耽误治疗时机，这也是造成难产的重要原因之一。

◎误区三：剖宫产好

不少孕妇心理上过分依赖剖宫产，其实，自然分娩创伤小，较安全，而且产后恢复快。自然分娩时，婴儿的肺功能得到了锻炼，皮肤神经末梢经刺激得到按摩，使婴儿整个身体各功能得到了促进。

第205～206天
孕妈妈居家注意事项

孕8月时期，孕妈妈各方面都应该开始多加注意，这段时间，多数孕妈妈会有心跳加快、气喘或感觉胃胀、没有食欲的现象，还会感到身体沉重，行动不便，经常感到腰背及下肢酸痛。这段时期也非常容易出现早产，应该避免过度疲劳和强烈的刺激。孕妈妈居家时应注意以下事项：

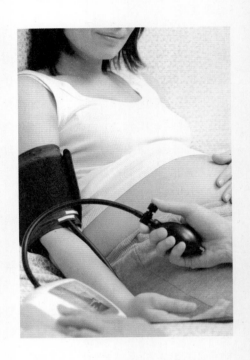

◎多休息

在家应该多休息，不可过度劳累。多数孕妈妈的子宫是呈右旋转的，所以在睡觉时可采取左侧卧位，以减轻子宫对下腔静脉的压迫，使右旋的子宫复位，由此减轻子宫的血管张力，增加胎盘血流量，改善子宫内胎儿的供氧状态。

◎观察水肿

孕妇在怀孕末期大都会出现水肿，睡觉时可将腿部适当垫高，以利于血液回流，减轻下肢水肿。一般经卧床休息后，这种浮肿大多能自动消退。如果在早晨醒来，孕妈妈发现浮肿未退，并伴有头晕、恶心等症状，或一周内体重增加500克以上，应尽快到医院做检查，以确定是否患有某种疾病。

◎监测血压

可购置一台血压计，于早晚各测量一次血压，并做好记录。妊娠高血压疾病及早发现及时治疗，可将危害降低到最小。

◎定期检查

应该遵医嘱定期做身体检查，以便发现问题及时治疗。

第207天　母子血型不合

什么是母子血型不合

母子血型不合主要是孕妈妈和胎宝宝之间血型不合而产生的同族血型免疫疾病。此病会造成新生儿溶血病，主要是母亲为O型血，子女为A型或B型血的缘故。在正常情况下，母体与胎儿的血液被胎盘中的一层膜隔开，通过这层膜进行物质交换，保证胎儿的营养和代谢物质顺利出入，母体和胎儿的血液并不是相通的。如果由于某种原因，胎盘的天然屏障遭到破坏，胎儿就会有少量的血液流入母体，由于母子血型不一样，胎儿的血会刺激母体产生抗体。母体产生的这种抗体会通过胎盘带给胎儿，进而与胎儿红细胞发生作用，尤其在有较多的抗体进入胎儿体内时，便会破坏红细胞，这就造成了新生儿溶血病，也就是ABO溶血病。除了ABO溶血病外，还可发生其他血型系统的溶血病，但在中国以ABO溶血病最为常见。

溶血病有什么危害

新生儿溶血病轻者表现为黄疸、贫血和水肿等，重者发生核黄疸，使脑神经核受损，出现惊厥、智力障碍等症状，更为严重者，胎儿会在母体内死亡。凡过去有不明原因的死胎、死产或有新生儿溶血病史的孕妈妈，如再次妊娠仍可能产生母子血型不合性溶血。这类孕妈妈要及早检查，如怀疑母子血型不合，应做好监护，进行中西医结合治疗。

母子血型不合的孕妈妈该怎么办

母子血型不合的孕妈妈可在妊娠期采取下列措施：

1.按医嘱服中药：黄疸茵陈冲剂以及一些活血化瘀理气的药物可对血中免疫抗体的产生起到抑制作用。

2.提高胎儿抵抗力：在妊娠第24、30、33周各进行10天左右的综合治疗，每日静脉注射25%的葡萄糖40毫升，加1000毫克维生素C，同时口服30毫克维生素E，每日3次；间断吸氧，每日3次，每次20分钟。

第208天
前置胎盘的处理方式

前置胎盘的原因与分类

怀孕28周后，如果胎盘附着于子宫下段，甚至胎盘下缘达到或覆盖子宫颈内口，其位置低于胎儿先露部位，称为前置胎盘。前置胎盘的发病率为1/200产次，多发生于多次妊娠的经产妇和有剖宫产及子宫原发病变阻碍受精卵在正常位置着床的孕妈妈。以胎盘边缘与子宫颈内口的关系，可将前置胎盘分为四种类型。一是完全性前置胎盘，即子宫颈内口全部被胎盘组织覆盖；二是部分性前置胎盘，即胎盘部分覆盖子宫颈内口；三是边缘性前置胎盘，即胎盘边缘附着于子宫下段，甚至达到子宫颈内口，但不超越子宫颈内口；四是低置性前置胎盘，即胎盘虽然没有堵住子宫口，但它比一般正常的位置要低。

前置胎盘的治疗

前置胎盘的治疗原则是止血补血，如出血少，胎儿未足月，可使用期待疗法。孕妈妈应保持心态平静，绝对卧床休息，严禁性交，出血停止，可走动。就诊方便且不再出血的孕妈妈可允许出院。

孕妈妈发生前置胎盘，如果反复大量出血导致贫血甚至休克者，不论胎儿成熟与否，为了母亲的安全，都应终止妊娠。胎龄达到36周后，胎儿成熟度检查提示胎儿肺成熟者，亦应终止妊娠。

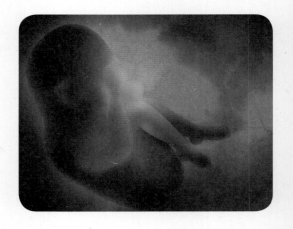

第209～210天
孕8月胎教学画画

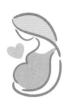

孕妈妈勤动手，不仅对自己是种锻炼，还能给胎宝宝带来良好的刺激。今天，孕妈妈来画个简笔画吧。所谓简笔画就是用简单的线条画出事物主要的外形特征。要画得"简"、画得像，就必须删掉细节，突出主要特征，把复杂的形象简单化。

色彩对人的视觉影响最大，因此孕妈妈画完之后最好给所画的作品涂上合适的颜色。孕妈妈将鲜艳和谐的色彩传递给宝宝，也会给他带来美的感受。

在画画的过程中，孕妈妈可以告诉宝宝现在画的是什么，还可以用简短的语言概括所画的步骤，完成后再让宝宝好好欣赏。

现在，孕妈妈动手给宝宝画一幅可爱的图画吧。

按照以下步骤画鱼，画完后再给鱼儿涂上鲜艳的颜色，然后和宝宝一起好好欣赏一下自己新鲜出炉的"作品"吧。

- **步骤1：** 先画一个椭圆形，前方开口为鱼嘴；
- **步骤2：** 再画上鱼的眼睛；
- **步骤3：** 画一个鱼尾及2个鱼鳍；
- **步骤4：** 将眼睛中间涂黑当眼珠，背上再画一个大的鱼鳍；
- **步骤5：** 一个卡通味十足的鱼儿就画好啦，再涂上鲜艳的颜色吧。

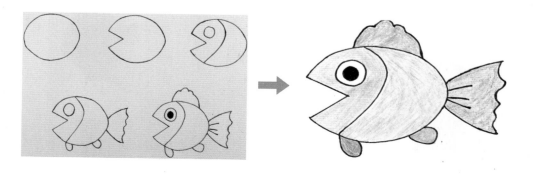

第211天　充足的睡眠

孕妇比正常人身体负担重，更容易疲劳，疲劳对孕妈妈本身和胎儿发育都不利，所以孕妇应注意多休息。

保证充足的睡眠对孕妇极为重要，妊娠女性的睡眠时间应比平常多一些，如平常习惯睡8小时，妊娠期以睡到9小时左右为好。增加的这一个小时的睡眠时间最好加在午睡上。即使在春、秋、冬季，也要在午饭后稍过一会儿，舒舒服服地睡个午觉。

睡午觉主要是可以使孕妈妈神经放松，消除劳累，恢复活力。特别是孕妈妈感到消化不良、食欲不佳或血液循环不好时，更应该注意午睡。午睡时，选择适宜自己的睡姿，脱下鞋子，把双脚架在一个坐垫上，抬高双腿，然后全身放松，这样休息效果更好。在妊娠中后期，最好采取左侧卧位睡姿，有利于母子健康。

特别是怀孕7~8个月以后，要力求保证午睡。午睡时间长短可因人而异，因时而异，半个小时到一个小时，甚至再长一点均可，时间控制在2小时以内，以休息好但不影响晚间睡眠为原则。平常劳累时，也可以躺下休息一会儿。

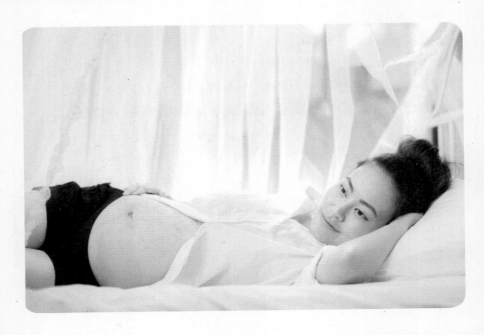

第212天 产前运动做起来

做产前运动的好处

妊娠进入第8个月，孕妈妈的运动应以散步、做些力所能及的家务为宜。孕妈妈要比前几个月适当地减少运动量，如果感到疲劳，应马上休息。

妊娠晚期，孕妈妈应该做好分娩辅助动作的训练，学习各种分娩知识，以便在分娩时配合医护人员，使自己顺利分娩。分娩能否顺利进行，很大程度上取决于产妇是否懂得用力、休息、呼吸这三方面的方法，所以孕妈妈应该从这几方面进行训练。

锻炼骨盆底肌肉的方法

仰卧在床上，垫高头部，双手平放在身体的两侧，双膝弯曲，脚底平放于床面，像要控制排尿一样，分5次使盆底肌肉完全收缩，然后再分5次使盆底肌肉逐渐放松。每组重复10次，每天至少3~5组。

下蹲运动

两脚稍分开，面对一把椅子站好，保持背部挺直，两腿向外分开并且蹲下，用手扶着椅子，在觉得舒服的前提下使这种姿势尽量保持得长久一些。

如果感到双脚底完全放平有困难，可以在脚跟下面垫一些比较柔软

的物品。起来时，动作要缓慢，扶着椅子，不要贪快。

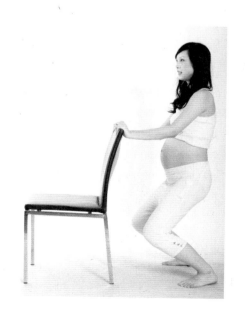

第213天
乘坐交通工具需注意

孕妈妈能坐飞机吗

飞机的优点是快，适宜长途旅行。几个小时的旅程不会使孕妈妈感到不便，对胎儿也没有影响。但有人乘飞机容易晕吐，所以怀孕早期最好避免乘坐。一般航空公司规定，孕妈妈怀孕7个月后不要乘坐飞机，以免孕妈妈早产或在机舱里分娩。此外，患有高血压、心脏病的孕妈妈也最好不要乘坐飞机。

孕妈妈要少驾驶汽车

孕妈妈驾驶汽车有发生早产、流产的危险，其原因有三：

驾驶姿势的影响。如果驾驶时身体过于向前倾，就会使子宫受到压迫。怀孕七八个月以后，若采取前倾驾驶姿势的话，就会直接压迫到子宫而发生早产的情形。

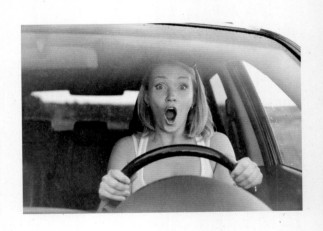

车身震动引起的不良影响。驾驶时难免会因为道路不平而引起强烈的震动，这不但会直接影响到妊娠子宫，同时也会刺激自主神经，使血压升高，心脏的跳动增加，氧气的消耗量增加等。

驾驶汽车会令人精神紧张。妊娠中神经比平常要敏锐得多，因此很容易疲倦、情绪不稳，且容易入睡。驾驶汽车如果精神过分地专注，上述这些情形就会加强，而且会令人觉得疲倦不堪，食欲不振。

第214～215天
多胎妊娠的护理

多胎妊娠的孕妈妈运动要小心

多胎孕妈妈与单胎孕妈妈相比有许多不同之处，最明显的是母体处于超负荷状态，而且多胎妊娠的并发症多发生在妊娠的最后3个月。所以多胎孕妈妈在运动时要格外小心，不要做剧烈运动，如果一旦感到用力过度，就立即停止；同时，也要避免过度劳累，减少早产和围产儿的死亡率。

多胎妊娠在孕晚期应注意的事项

1.定期做产前检查。

2.加强对饮食的调节。多胎的孕妈妈需要更多的糖类、蛋白质、矿物质、维生素等营养素，以保证多个胎儿的生长发育，因此，孕妈妈应多吃些营养丰富的食品，如肉禽类、豆制品和动物内脏等，适当补充钙、铁等元素和维生素以预防发生贫血和妊娠高血压疾病。

3.早产的诱发因素主要是休息不当和房事不节制。多胎妊娠的孕妈妈要特别注意，妊娠28周后应多卧床休息，宜采取左侧卧位，不宜取坐位、半坐位及平卧位。

多胎孕妈妈分娩前的准备

多胎妊娠孕期平均比单胎妊娠孕期缩短约22天，约有半数胎儿的体重在2500克以下。由于多胎导致子宫过度膨大，往往难以维持到足月而会提前分娩，所以，孕妈妈应提前为胎宝宝的出生作好准备，以保证出现意外情况时能及时处理。有的多胎妊娠可经阴道分娩，但有的由于子宫过度膨大致使宫缩乏力，或胎位异常而需剖宫产。

多胎妊娠因为情况特殊，分娩时容易出现一些危险。所以，多胎的孕妈妈要作好心理准备，根据情况及早住院待产。

第216~217天 早产的预防

早产的症状及经过

早产是指妊娠在28~37周之内结束。此时娩出的新生儿各器官系统尚未发育成熟，抵抗力差，容易感染疾病。

比较早期的早产主要症状为下腹胀痛、出血，与流产的情况大致相同；比较后期的早产，则接近一般的分娩。分娩时的主要征兆有子宫收缩、破

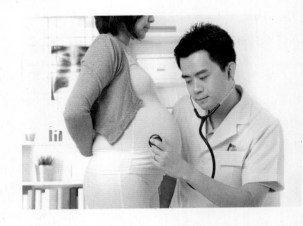

水、流出带血的分泌物，这3种征兆不一定会同时出现，只要出现了其中的一种情况，就必须立即去医院诊治。

早产的预防

有心、肾疾患，特别是高血压的患者在妊娠前就应到医院检查，以决定是否可以妊娠或何时妊娠。一旦怀孕，孕妈妈要按期进行产前检查，做好保健工作，以减少并发症的发生。

孕妈妈要积极治疗妊娠期并发症，尤其要做好妊娠高血压疾病的防治工作，减少早产发生；孕期要注意起居饮食，适当增加营养，不食用有刺激性的食物。

早产时应注意的事项

当有早产的情况发生时，首先孕妈妈要保持安静，尽可能早地接受医生的检查与治疗。如果孕妈妈腹部没有胀痛的现象，也无出血、分泌物而突然破水时，可垫上一层厚厚的脱脂棉，并用丁字带固定，然后立即住院治疗。

第218天　日常保健宜忌

进入孕8月，孕妈妈腹部更大，许多不适症状更为明显。孕妈妈应注意监测胎动、血压、胎心、体重等，发现异常情况及时采取措施。此时准爸爸的责任也很重大，应多关心、帮助孕妈妈，陪伴孕妈妈做做分娩前的准备。孕8月是容易出现早产的时期，孕妈妈不宜再工作，即使迫不得已，也要在工作间隙活动四肢以促进血液循环、减轻水肿，饮食要规律富有营养，尽量多休息，防止感冒，避免过度疲劳和强烈刺激，做好日常保健。

孕妈妈提重物时应注意的事项

孕妈妈提拿物品时，注意不要从高处提起重物，要张开双脚、双膝，慢慢蹲下，同时尽量保持背部挺直，先把物体拿到靠近身体处，再提着慢慢站起来。如果手提多样物品，应让两手的重量差不多，若身体一侧承重过大，不容易保持身体平衡，且容易引起腰部不适。孕妈妈也要注意不能提太重的物品。

孕妈妈搬重物或抱小孩，必须以腰部前挺的方式来支撑，这样就可能会造成腹部过度用力，并引起子宫收缩。孕妈妈最好不要提重物，特别是有早产前兆的孕妈妈更要注意。

经常触摸胎位是否正常

胎位是否正常，一般是通过检查胎头的位置来确定的。因为胎头是球状，相对较硬，是胎儿全身最容易摸清的地方。在妊娠28周前，胎儿尚小，而羊水相对较多，胎儿活动空间大，并经常有胎动，所以胎位会经常发生变化，但在32周以后就比较固定了，这时可以触摸胎位是否正常。

在正常胎位时，胎头应该在下腹部中央，即耻骨联合上方。孕妈妈摸到圆圆的、较硬、有浮球感的就是胎头。孕妈妈若在上腹部摸到胎头，而在下腹部摸到宽软形状的即为臀位。

第219天
如何预防巨大儿

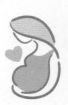

什么是巨大儿

孕妈妈在妊娠8~10个月时，胎儿的身体长得特别快，胎儿的体重通常都是在这个时期增加的。大脑、骨骼、神经、肌肉都在此时完全形成，各个脏器发育成熟，皮肤逐渐坚韧，皮下脂肪增多。一般情况下，胎儿出生后，体重在3千克左右，但是有些孕妈妈分娩时，胎儿的体重达到或超过4千克，则称为巨大儿。

胎儿为什么会长得过大

孕妈妈患有糖尿病会导致胎儿长得过大，因为孕妈妈血液中糖分过多，可通过胎盘使胎儿的血糖持续增高，刺激胰腺分泌过多的胰岛素，这就使脂肪、蛋白质和糖原在胎儿体内积蓄过多，使得胎儿长得大而肥胖，形成巨大胎儿。另外，若孕妈妈营养摄入不合理，也会使胎儿长得过大。

胎儿长得过大有哪些危害

产妇分娩时，如果胎儿过大，即便宫口全开，分娩时也会有困难。而且在分娩时，胎儿的心跳也会渐渐变慢，出现窒息现象，需要进行抢救，有的甚至会发生危及孕妈妈和胎宝宝生命的严重后果——难产。巨大儿出生后也不能多动，否则有使其颅内出血的危险。

如何避免胎儿长得太大

1.孕妈妈要少吃过咸的食物，每天饮食中的盐应控制在6克以下，不宜大量饮水。

2.孕妈妈应适当限制食糖、甜食、油炸食品及肥肉的摄入，油脂要适量。

3.孕妈妈应选体积小、营养价值高的食物。

第220～221天　痔疮的预防

发生痔疮的原因

痔疮是孕妈妈常见的一种并发症，在孕妈妈中发生率高达66%。这主要是因为孕妈妈在妊娠期盆腔内的血液供应增加，子宫变大之后，压迫到直肠周围的静脉，使肛管和直肠的静脉回流受阻造成血液的循环不好，再加上妊娠期间盆腔组织松弛，久而久之就变成了痔疮。排便时疼痛、出血以及肛门发痒等，都是痔疮的症状。

预防痔疮的方法

◎预防痔疮方法之一——避免便秘

预防痔疮的方法之一是避免便秘。孕妈妈除了注意食物中营养成分齐全、数量充足外，还应适当多吃些纤维素较多的蔬菜，如红薯、芹菜、丝瓜、白菜、菠菜、莴苣、萝卜等，增加肠道蠕动，并注意多喝水。孕妈妈还应避免久坐久站，应适当参加一些体育活动；最好养成每天早上定时排便的习惯，有排便感时不要忍着；大便干结，难以排出时，可吃些蜂蜜、麻油、香蕉或口服液体石蜡等润肠药物，不可用芒硝、大黄、番泻叶等攻下的药物，以防引起流产。

◎预防痔疮方法之二——帮助静脉回流

预防痔疮的第二种方法是促进肛门的血液循环，帮助静脉回流。每日用温热的1：5 000的高锰酸钾（PP粉）溶液坐浴，并可做提肛锻炼，方法是做忍大便的动作，将肛门括约肌往上提，吸气，肚脐内收，坚持一会儿再放松肛门括约肌，呼气，一切复原。如此反复，做30次，早晚各锻炼1次。早上最好在起床前，仰卧在床上进行，这样效果较好。

◎预防痔疮方法之三——避免刺激

避免对直肠、肛门的不良刺激，及时治疗肠道炎症和肛门其他疾患；不要饮酒，不吃辣椒、胡椒、芥末等刺激性食物；如厕手纸宜柔软洁净；内裤常洗、常换，保持干净。

第222~223天
孕妈妈远行注意事项

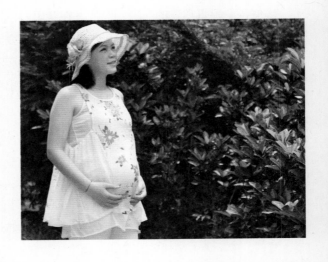

　　孕妈妈到妊娠晚期不宜远行，主要是因为孕妇生理变化很大，适应环境的能力远不如平时。行程劳累，再加上车船远行，一路颠簸和晕船、晕车等情况，很容易使孕妇精神烦躁、身体疲惫、睡眠得不到保证，而且车船上空气一般很污浊，各种致病菌也比其他环境多，很容易使孕妇感染疾病。在旅途中，孕妇免不了经常受到碰撞、拥挤，很容易引发早产。孕妇分娩非小事，如果在车船上分娩困难多，也很危险，因此，孕妈妈在孕晚期一般不要离家远行。

　　如果必须远行，比如回老家去生孩子，一定要注意以下问题。

　　1.不要临近预产期时才开始动身，最好提前1~2个月动身，以防路途早产。

　　2.出发前最好随身带一些临产用的东西，如纱布、酒精、止血药品等，若有医护人员护送最为理想。

　　3.应考虑目的地的气候条件，带好必要的衣物，以防受凉受寒。

　　4.选好交通工具，少选择乘汽车，最好乘火车，并要购买卧铺票。尽量防止晕车、晕船，有晕车、晕船现象的孕妇应带上一些防晕车的药物，必要时遵医嘱服用，因为恶心、呕吐易诱发子宫收缩，导致早产。

　　5.途中出现腹部阵痛、阴道出血等分娩先兆时，应立即报告车船上的工作人员，以采取紧急措施。

第224天
孕8月胎教欣赏名画

世界名画具有较高的欣赏价值，今天孕妈妈就来欣赏这幅米勒的油画《拾穗者》吧。

在这幅画中，作者采用横向构图描绘了三个正在弯着腰，低着头，在收割过的麦田里拾剩落的麦穗的妇女形象，她们穿着粗布衣裙和沉重的旧鞋子，在她们身后是一望无际的麦田、天空和隐约可见的劳动场面。米勒没有正面描绘她们的面部，也没有做丝毫的美化，她们就如现实中的农民一样默默地劳动着。在造型上，米勒用较明显的轮廓使形象坚实有力，很好地表现了农民特有的朴实、顽强的气质。

此画色彩沉着，加之丰富细腻的暖调子，使作品在淳朴浑厚中，具有撼人的力量。

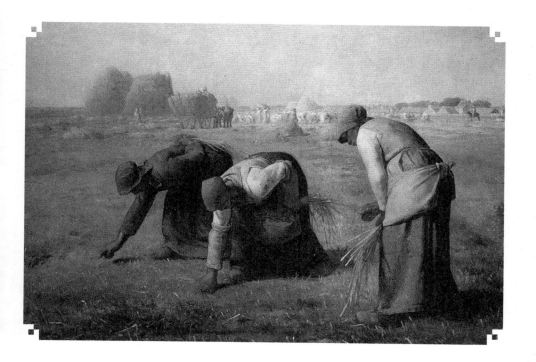

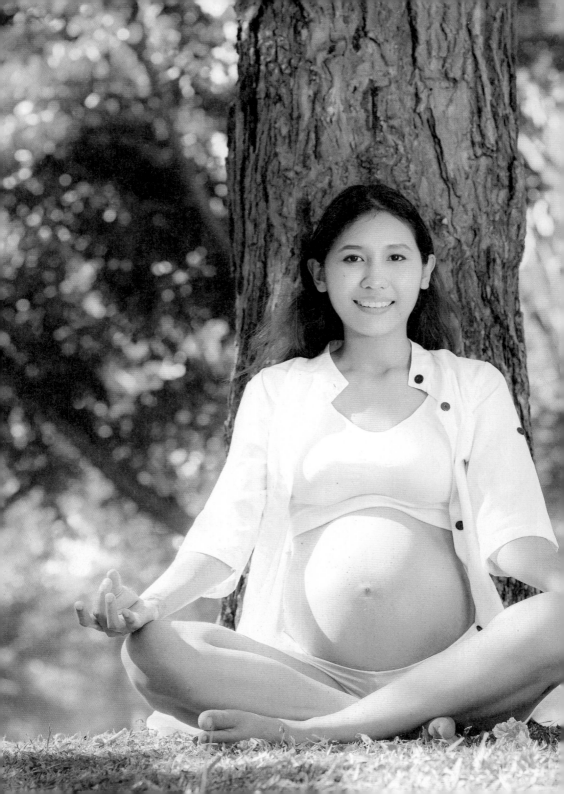

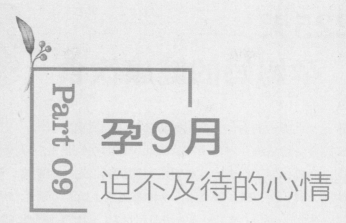

Part 09

孕9月
迫不及待的心情

孕9月妈妈的身体变化

至该月，孕妇子宫底高30～32厘米，上升到心脏和胃，引起心跳加快、气喘，或者胃胀、食欲下降。

孕9月胎儿的成长

此时，正常胎儿的身长为47～48厘米，体重2400～2700克。可见完整的皮下脂肪，身体圆滚滚的。

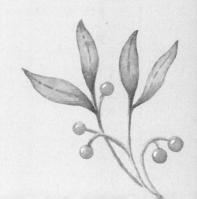

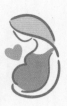

第225天
孕妈妈的健康饮食

由于胎儿在腹内的占位，孕妈妈胃部的压迫感更加强烈，再加上胎儿越来越重，孕妈妈会备感疲惫，胃口大减。因此，此时在饮食上应以少食多餐、清淡营养为原则。而且，为了保证胎儿最后发育的需要，这一时期内，孕妈妈的营养应以丰富的钙、磷、铁、碘、蛋白质、多种维生素（如维生素E、B族维生素类）为主，同时应进食含植物纤维素较多的蔬菜和水果，以缓解便秘和痔疮。

孕妈妈不宜喝长时间熬制的骨头汤

动物骨骼中所含的钙质是不易分解的，不论多高的温度，也不能将骨骼内的钙质溶化，反而会破坏骨头中的蛋白质。因此，熬骨头汤的时间过长，不但无益，反而有害。

一日的饮食安排

◎早餐
主食：米粥2小碗，豆沙包1~2个（量约100克）。
副食：各种清淡拌菜1盘，鸡蛋1个，酱牛肉100克。上午水果以开胃为首选，如桃、梨子等。

◎午餐
主食：米饭1小碗，或馒头2个（量均约150克）。
副食：粉丝煨牛肉（牛肉150克、粉丝150克），炒时蔬（时令蔬菜二三种），骨汤类的汤羹2小碗。下午香蕉2个。

◎晚餐
主食：白米饭2小碗，或挂面1碗（量约150克）。
副食：虾子豆腐（豆腐100克、瘦肉50克、虾子20克、青蒜50克），豆腐草鱼汤2小碗。晚上水果可根据自己的口味选择。

第226天　母乳喂养须知

母乳中含有婴儿生长发育所必需的各种营养素，而且营养比例最适合婴儿消化吸收，是婴儿最理想的食物。没有特殊情况，孕妈妈都应作好母乳喂养的准备。乳房、乳头的正常与否会直接影响产后的哺乳，到了孕晚期更应注意对乳房的保养。

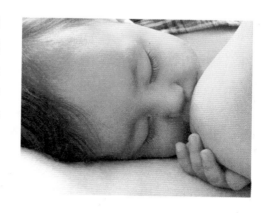

为加强对乳房的保护，须做到以下几点。

保持乳房清洁。 要经常用温水清洗乳头，用毛巾轻轻擦洗干净，这样既可保持乳房卫生，也可增强乳头表皮的韧性。孕妈妈的皮脂腺分泌旺盛，乳头上常有积垢和痂皮，不要生硬撕掉，应先用植物油（麻油、花生油或豆油）涂敷，使之变软再清除。也可在入睡前在乳头上覆盖一块涂满油脂的纱布，次日早晨起床后擦净。

戴松紧适宜的胸罩。 要根据乳房大小、形状选择适宜的胸罩。合适的胸罩既不束缚乳房的正确发育，以利产后哺乳，又能使乳房不过于下垂，保持乳房的形状美。

对乳房、乳头正确按摩。 洗澡后，在乳头上涂上油脂，然后用拇指和食指轻轻抚摸乳头及周围部位。不洗澡时应用干净软毛巾擦拭，也可用以上方法按摩乳头。对于内陷的乳头，在擦洗干净后，用双手手指置乳头根部或两侧同时下压，可使乳头突出。乳头短小或扁平者则可用一手压紧乳晕，另一手自乳头根部轻轻向外牵（有早产倾向者不宜使用牵法）。这些都是简便易行的纠正方法，每日可进行10～20次，甚至更多，数月后，就可见到成效。

保持乳腺管畅通。 为开通乳腺管，促进乳腺发育，可用温热毛巾敷在乳房上，用毛巾把乳房夹住，在手掌和肋骨之间进行按摩。从怀孕的第33周起，经常用手指把乳晕周围挤压一下，使分泌物流出，以防止腺管不通，造成产后乳汁淤积。

第227天　为分娩作准备

准备好衣物

新生儿的衣服一定要选用柔软、手感好、通气性和保暖性好、易于吸水的棉织品，颜色宜浅淡，这样容易发现污物，样式可选用最常用的斜襟样式，衣服要宽大些，便于穿脱，至少准备3件以上。另外，还要购买一些婴儿用品，如童车、奶瓶、尿布、婴儿护肤品等。

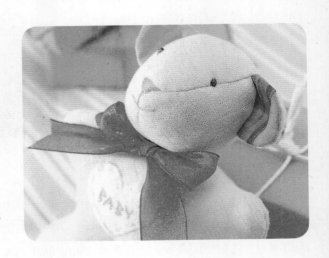

为宝宝准备物品

这个时期准爸爸应该和准妈妈一起为宝宝布置一个充满阳光的卧室，并且为宝宝准备一张舒适的床铺，床的四周应有至少50厘米高的床栏，两侧可以放下，栏杆之间距离不宜过大，也不可过小，以防夹住孩子的头和脚。床的四周要求为圆角，无突出部分。如果是买新床，条件允许的话，不妨尽量选择可以用到2～3岁的大型婴儿床，比较经济实惠。

应为分娩作准备

妊娠后期，准爸爸也要为分娩作好准备。在孕晚期，准妈妈行动已经不方便了，准爸爸应主动把家中的衣物、被褥、床单、枕巾、枕头拆洗干净，并在阳光下暴晒消毒，以便使用；还要在准妈妈产前把房子清扫干净布置好，要保证房间的采光和通风情况良好，让准妈妈愉快地度过产期，让母子能够生活在清洁、安全、舒适的环境里。

第228天 什么是妊娠糖尿病

什么是妊娠糖尿病

妊娠糖尿病主要指原来并没有糖尿病的女性，在妊娠期间却发生葡萄糖耐受性异常，其发生率为1%~5%。这主要是由于孕妈妈体内分泌的肾上腺皮质等激素能够和胰岛素对抗，胎盘也会分泌一些抗胰岛素的物质，使得胰岛功能失调，从而导致孕妈妈患妊娠糖尿病。

孕妈妈验尿能准确验出糖尿病吗

在进行孕检时，每一位孕妈妈都会检验尿糖，但并不是每位患有妊娠糖尿病的孕妈妈都能经过验尿查出。如果孕妈妈一直处于高血糖状态，尿液里面也会含有大量的糖分，验尿时就会表现尿糖的阳性反应，此时就能验出糖尿病。但有的尿糖呈阴性，这样，孕妈妈患有糖尿病就验不出来。此外，有些孕妈妈在妊娠期间肾糖阈偏低，没有患糖尿病的人的尿糖也可能呈阳性。所以，孕妈妈验尿不能准确地验出糖尿病，应该在适当的时间内进行糖尿病的筛查。

糖尿病有哪些危害

在妊娠前就患有糖尿病的孕妈妈，妊娠后可能发生很多并发症，如肾脏病变、神经病变以及视网膜病变等。孕妈妈患有妊娠糖尿病则会使其新陈代谢异常，高血糖造成血中酮体增高，从而引起酸中毒，还可能使孕妈妈泌尿系统受到感染。

此外，由于受孕妈妈的影响，妊娠糖尿病可能会引起胎宝宝先天性畸形、新生儿血糖过低而猝死、羊水过多、早期破水、早产等，胎儿还有可能会在子宫内因为缺氧而死亡。

什么人容易患妊娠糖尿病

孕妈妈具有下列因素之一的容易患妊娠糖尿病，应该重视妊娠期间糖尿病的筛查。

1.孕妈妈或准爸爸有糖尿病家族史。

2.过去有原因不详的死胎或新生儿死亡。

3.前胎是巨大儿。

4.孕妈妈年龄超过30周岁，过于肥胖。

5.羊水过多。

妊娠糖尿病患者应何时终止妊娠

患有妊娠糖尿病的孕妈妈终止妊娠的时间要根据胎儿的大小、发育程度、胎盘功能等因素来决定。一般情况下，孕妈妈最好是在怀孕38周时终止妊娠，即使血糖控制得再好，也不能超过40周分娩。终止妊娠的时间也不能过早，若在35周以前终止，则早产儿的死亡率较高，但是，妊娠36周之后，胎死腹中的发生率又会逐渐提高。因此，应该在严密监测胎儿的情况下来选择终止妊娠的时间。

此外，有以下情况的孕妈妈应及时终止妊娠。

1.孕妈妈患有严重的妊娠糖尿病或恶性、进展性、增生性视网膜病变。

2.孕妈妈的肝功能严重受损，或患有动脉硬化性心脏病。

3.胎宝宝畸形，生长受到限制，羊水过多。

4.孕妈妈营养不良，受到严重感染。

妊娠糖尿病患者终止妊娠时应注意什么

1.孕妈妈的血糖应该控制在接近正常水平，如果出现尿酮体阳性、酸中毒等代谢紊乱性症状，则应该及时进行调整。

2.阴道分娩或剖宫产者在整个产程中应该密切、定时监测血糖、尿糖、尿酮体、宫缩、胎心变化。剖宫产麻醉方式最好选择连续硬膜外阻滞，而且产程应该在12小时以内结束。

3.孕妈妈分娩后要及时减少胰岛素的用量，因为分娩后胎盘排出，抗胰岛素激素也会迅速下降。此外，孕妈妈还要预防产后出血和感染。

第229天　孕妈妈 如何防治静脉曲张

静脉曲张的症状

　　静脉曲张表现为孕妈妈小腿、大腿及外阴处静脉扩张、突出，皮肤冒出蓝色或红色、宛如蚯蚓样的扭曲血管，或者像树瘤般的硬块结节。当静脉曲张发生在外阴时，孕妈妈一坐便会疼痛，而且站立的时间越长越感到不舒服。

　　孕妈妈发生静脉曲张时，轻者造成腿部疼痛酸麻，重者造成静脉栓塞或血栓性静脉炎等危险情况。一般情况下，静脉曲张在产后会慢慢减轻，但也有一些孕妈妈虽然出现下肢血栓性静脉炎，却完全没有不适的症状。

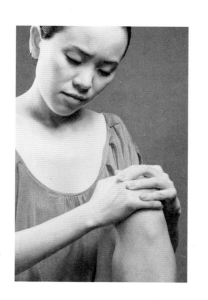

静脉曲张的原因

　　出现静脉曲张是由于孕妈妈体内内分泌的作用使静脉发生了变化，静脉瓣膜的功能和血管周围肌肉的保护作用受到破坏。随着子宫的增大，流向子宫的血流量也会增多，这时静脉压力就会升高，下腔静脉的压力也会相应地升高，从而导致静脉壁扩张而扭曲，这样就形成了静脉曲张。

静脉曲张的预防措施

　　1.孕妈妈要适度运动，养成每天步行半小时的习惯，这样可以帮助血液循环。

　　2.不要提过重的物品，以免加重身体对下肢的压力。

　　3.尽量减少增加腹部压力的因素，如患有咳嗽、便秘等，应该尽快治疗，而且去厕所的时间也不宜过长。

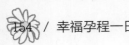

第230~231天　准爸爸必修课

越到妊娠后期，丈夫越需要关心和照顾妻子，要帮助孕妈妈做好孕期监护。有一些事情是准爸爸必须亲力亲为的。

孕妈妈要进入妊娠晚期了，肚子越来越大，负担也越来越重，部分孕妈妈还会出现静脉曲张、脚肿、腿肿等现象。因此，准爸爸应该更加体贴妻子，同时也要做好以下事情。

与妻子一起商量决定分娩的医院。

准爸爸要帮助妻子提高睡眠质量

孕妈妈每天的睡眠时间应该保持在8小时以上，并且还要注意睡眠的质量。为了保证孕妈妈睡得更沉、更香，准爸爸应该做到如下几点。

1.保持室内安静、整洁、舒适，而且空气也要新鲜。

2.提醒妻子睡觉前2个小时之内不要吃太多食物，也不要饮用刺激性的饮料。

3.用温水帮助妻子泡泡脚。

解除失眠的方法

若妻子夜间难以入眠，准爸爸不能独自入睡，应该给她做一些按摩，具体方法是准爸爸用双手的食指推抹孕妈妈的前额，或用拇指推擦太阳穴，反复进行30次左右。准爸爸还可以陪妻子聊聊天，增进彼此的感情。这样可以让她解除烦恼，从而保证睡眠，促进健康。

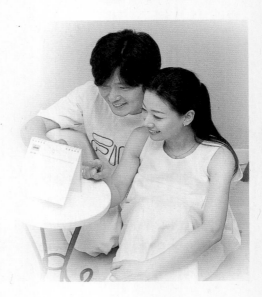

第232天　需要做产前诊断的孕妈妈

　　产前诊断与产前检查不同，产前检查是每个孕妈妈都要做的，产前诊断不可能也不需要每个孕妈妈都去做。如果孕妈妈有下列情况，应做产前诊断。

　　35岁以上的高龄妈妈。
女性年龄在35岁以上，卵子容易老化或染色体发生畸变，她们孕育先天畸形儿或先天愚型儿的危险性较高。因此，高龄孕妈妈应该进行产前诊断。另外，丈夫的年龄超过55岁，由于精子老化或染色体发生畸变，也可能导致婴儿先天畸形或先天愚型，因此，妻子即使年龄在35岁以下，也应该做产前诊断。

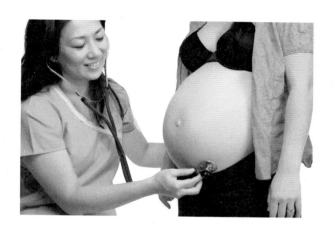

　　已经生过一个先天痴呆儿的孕妈妈。先天痴呆儿一般是染色体异常所致，如果第一个孩子染色体异常，第二个孩子有10%的可能仍然是染色体异常，所以，已经生过一个先天痴呆儿的妈妈再次怀孕后需做产前诊断，以排除这种可能。

　　已经生过一个代谢病儿或畸形儿的孕妈妈。生过代谢病如苯丙酮尿症、白化病等患儿的孕妈妈，再怀孕，胎儿患同样病的概率为25%，已经生过畸形儿的孕妈妈再次怀孕，生同样畸形儿的概率为5%~10%。

　　家族中有伴性遗传病史的孕妈妈。因为伴性遗传病有的是母亲传给儿子，女儿却平安无事；有的是父亲传给女儿，儿子却安然无恙。因此，此类孕妈妈应做产前诊断，以测定胎儿的性别，决定保留男胎还是女胎。

第233～234天
脐带常识知多少

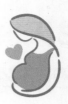

👣 脐带的重要性

胎宝宝的肚脐与子宫的胎盘之间由脐带连接着,胎宝宝所需要的氧气是通过脐带由胎盘输送到血液内的,胎宝宝排出的代谢废物也是由脐带排出的。脐带是沟通孕妈妈与胎宝宝的桥梁,是胎宝宝的生命线。脐带血液一旦受到阻碍,可能导致胎宝宝出现短暂的缺氧现象,甚至可能导致胎宝宝窘迫、死亡。因此,孕妈妈应该多多了解脐带的知识,以防发生意外。

👣 脐带长短不一的原因

每个胎宝宝脐带的长度是不一样的,一般情况下介于30～70厘米之间。影响脐带长度主要有两个方面:一是胎宝宝的活动性,胎宝宝在子宫内活跃则脐带长,安静则脐带短;二是羊水的多寡,羊水多则脐带长,羊水少则脐带短。

👣 脐带过长所带来的危害

脐带过长容易缠绕胎宝宝的身体,尤其是缠绕颈部,在分娩时婴儿颈部被缠绕的情况不在少数。只要脐带没有被勒得很紧,一般情况下是不会危害胎宝宝的健康的,因为胎宝宝的活动范围很小。

👣 脐带扭转的危害

一般情况下,脐带会随着胎宝宝在子宫内活动而扭转,如果扭转的程度使血液的流动受到影响,就很可能会出现胎死腹中的现象。脐带扭转属于一种突发的意外状况,导致扭转的原因尚不清楚。因此,孕妈妈应该通过科学的方法按时监测胎动、胎心率,以便及早发现异常情况,从而能采取措施挽救胎宝宝的生命。

第235～236天
自我矫正胎位异常

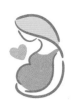

胎位不正的危害

　　胎儿在子宫中的正常姿势是头部朝下臀部朝上，分娩时头部先娩出，而胎位不正的分娩顺序却不同。当胎儿的腹部、胸部已经露出母体外，而头部却还滞留在产道时，新生儿就有可能呈现假死状态。因为正在分娩的胎儿已经开始呼吸，堵塞在胎儿口、鼻中的产道分泌物、羊水等会被吸入气管内，造成新生儿呼吸困难。同时，由于最硬的头部最后才出来，而初产妇在助产阶段已耗费许多体力及时间，从而又增加了假死状态的危险性。此外，医生为了及时救出胎儿，在胎儿双手尚未完全下降时，就将身体往下拉，使得胎儿的双手在产道内呈上举的姿势，从而导致双手更难出来了。

胎位不正的类型

　　单臀位。胎儿身体在臀部好像折成两半似的，双腿高举于头部附近。分娩时，胎宝宝的臀部先出来，这种分娩方式是胎位不正中最安全的一种，一般不必担心胎宝宝的头部会被卡住。

　　复臀位。胎儿呈下蹲的姿势，分娩时臀部和一只脚会先出来。这种类型的安全程度仅次于单臀位的分娩方式。

　　不全足位。分娩时胎儿只有一只脚先出来。这种类型与前两种情况不同，容易提早破水，有时脐带会脱落到子宫口外，压迫在胎儿与子宫壁之间，从而危害胎儿的生命。

　　全足位。分娩时胎儿的两只脚先出来。这是胎位不正中最危险的一种类型，它比不全足位更容易造成脐带脱落，使胎儿的血液循环情况恶化。

矫正胎位不正的方法

　　胎位不正的孕妈妈们不必惊慌，只要定期做好产前检查，尽可能弄清引起胎位不正的原因，按医生的指导去做，了解能否纠正及纠正的方法，也能安全分娩。下面介绍几种纠正胎位的方法。

　　1.做膝胸卧位来纠正。最好空腹进行，先排空小便，松开腰带，在硬板床上，胸膝着床，臀部抬高，大腿和床垂直，胸部要尽量接近床面。此纠正法在睡前做，做完后睡觉以保证纠正的胎位不再变动，每次做15分钟，连续做1周，每周检查1次，看胎位是否转正。

　　2.艾灸两小脚指甲跟部外侧的至阴穴，每日1次，每次15～20分钟，连续做1周。注意艾灸离皮肤不要太近，以免烧伤皮肤。两种方法可合并使用，如无人帮助，可一先一后运用，如有丈夫协助，可同时进行。

　　如果以上方法都不见效，到妊娠34周后，由医生检查确定是否可从外部进行倒转，让胎儿转180℃，并约好倒转的时间。

　　经上述方法胎位仍然不能得到纠正，则需要在预产期前1～2周住院待产。胎位不正时，医生可根据孕妇的具体情况决定分娩方式，不一定都要施行剖宫产，医生会根据骨盆大小、胎儿大小、胎位不正的类型、产力及产次等具体情况来决定，当然剖宫产也不失为解决胎位不正的一个常用、安全的方法。

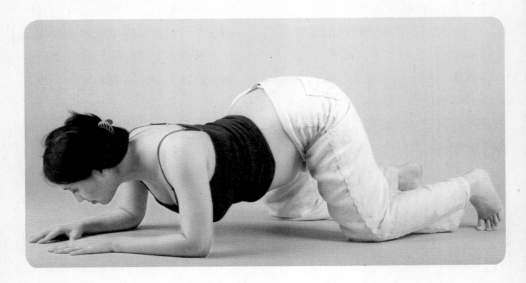

第236天　子宫内感染防治

发生子宫内感染的原因与症状

　　由于子宫颈内有黏液起到阻塞作用，使得细菌不能进入子宫腔。所以，正常的妊娠和分娩，孕妈妈的子宫内可保持无菌，不会发生感染。虽然子宫内感染的发生率在孕妇中只占0.5％～1％，但会对产妇和胎儿的生命造成很大的威胁。子宫虽然有羊水的保护，但有些情况如胎膜早破、超过24小时仍未临产、产程延长以及产妇贫血体弱等，都可能会引起子宫内感染。也有少数产妇的羊水抗菌能力较差，阴道内的致病菌可乘虚突破防线进入子宫内，造成子宫内发生感染。

　　子宫一旦受到感染，产妇便会出现体温升高、白细胞增多、心率加快、子宫体有压痛等不适症状。胎膜已破者，则有混浊的羊水流出，味臭。当临产羊水流出时，可能导致胎心增快，每分钟达180次以上。

如何预防子宫内感染

　　为了预防子宫内感染，当妊娠末期时，孕妈妈应严禁性生活，要注意适当休息、保持良好情绪和摄取足量的营养。当发现阴道有液体流出时，切不可粗心大意，应尽快到医院检查，以便采取及时的防治措施。分娩前，孕妈妈还要注意尽量避免过多的肛门与阴道检查，以减少对宫体造成的刺激。

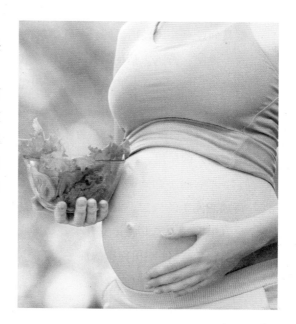

第237天 孕9月胎教多读书

大自然总是能带给人们最美的体验。朱自清的《春》抓住了春天的特点，他准确、生动地用诗的笔调描绘了一幅春回大地、万物复苏、生机勃勃的景象。小生命的到来，对于孕妈妈而言就像人生中的春天，带来了希望与喜悦。

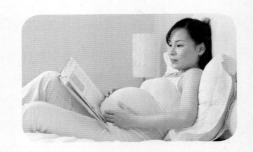

　　盼望着，盼望着，东风来了，春天的脚步近了。

　　一切都像刚睡醒的样子，欣欣然张开了眼。山朗润起来了，水涨起来了，太阳的脸红起来了。

　　小草偷偷地从土里钻出来，嫩嫩的，绿绿的。园子里，田野里，瞧去，一大片一大片满是的。坐着，躺着，打两个滚，踢几脚球，赛几趟跑，捉几回迷藏。风轻悄悄的，草软绵绵的。

　　桃树、杏树、梨树，你不让我，我不让你，都开满了花赶趟儿。红的像火，粉的像霞，白的像雪。花里带着甜味儿；闭了眼，树上仿佛已经满是桃儿、杏儿、梨儿。花下成千成百的蜜蜂嗡嗡地闹着，大小的蝴蝶飞来飞去。野花遍地是：杂样儿，有名字的，没名字的，散在草丛里，像眼睛，像星星，还眨呀眨的。

　　"吹面不寒杨柳风"，不错的，像母亲的手抚摸着你，风里带来些新翻的泥土的气息，混着青草味儿，还有各种花的香，都在微微润湿的空气里酝酿。鸟儿将巢安在繁花嫩叶当中，高兴起来了，呼朋引伴地卖弄清脆的喉咙，唱出宛转的曲子，跟轻风流水应和着。牛背上牧童的短笛，这时候也成天嘹亮地响着。

第238天 准爸爸必修课

创造良好的气氛

越临近产期，孕妈妈越容易出现紧张、焦虑、恐惧的心情，对于妻子的这种心理，丈夫一定要想办法帮妻子消除。当妻子显得不耐烦时，挑剔、耍脾气时，丈夫可以用一些幽默或诙谐的语言，来调节妻子的情绪；也要多鼓励妻子，让她多想想腹中的胎儿，激发她的爱子之情；还可以陪同妻子一起进行生产辅助运动的练习，以加深父母与孩子的感情，不断地给胎儿以鼓励，这对胎儿有很大的意义。

生产前，准爸爸也要触摸妻子背部、腰部、腹部等部位，在带给妻子柔情的同时也有助于减轻其痛楚；在妻子阵痛间隙，可以和妻子一起想象宝宝的模样，讲讲将来怎样培养他，宝宝会如何调皮，如何可爱，生活会如何精彩等，努力制造轻松气氛。

准备分娩时用的物品

这个时期丈夫应该把一切都准备好，随时准备迎接临产的到来。在妻子生产前，丈夫要准备好充足的水、点心或妻子平时喜欢吃的小零食，最好再准备一些巧克力，随时补充能量。

陪妻子到产房看看

随着产期的临近，孕妈妈及家属应做好分娩的思想准备，可以多阅读一些有关分娩的书刊，了解分娩的过程，做到心中有数。准爸爸还可以陪同准妈妈到产房去看一看，孕妈妈如果对自己所要待的产房环境有所了解，就不会那么紧张了。

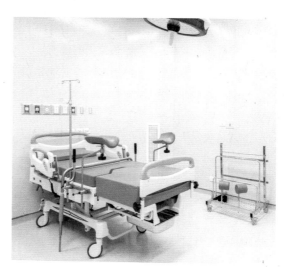

第239天　生产难易度的判断

影响自然生产的因素

　　孕妈妈的年龄。年龄超过35岁的高龄初产妇，机体软组织弹性较差，宫颈及盆底组织、阴道、外阴变硬，宫口不易扩张或扩张较慢，产程则会延长。

　　子宫颈口与骨盆组织的松弛程度。经产妇的子宫颈和骨盆底组织较初产妇松软，其宫口开得快，产程会较短。年龄相同的初产妇也会有个体差异。

　　胎儿在子宫中的位置。胎儿为枕前位，有利于胎儿下降和娩出，不会延长产程。处于其他位置的胎儿娩出较困难，会使产程延长。

　　生产的次数。通常情况下，经产妇生产的速度较快，这是因为经产妇的产道经过一次的"历练"后，较能适应胎儿分娩的过程；除非有其他因素的影响，最常见的是子

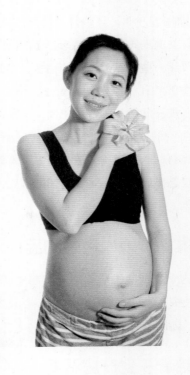

宫收缩不良，有时会减缓生产进程，否则通常比第一胎生得快。

　　由此可见，生产是一个高度精密的过程，用肉眼是难以判断生产的难易程度的。

屁股大的孕妈妈容易娩出宝宝吗

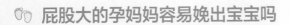

　　女性骨盆是胎儿娩出时必经的骨性产道，其形状、大小直接影响分娩过程，骨盆可分为女式、男式、类人猿式以及扁平式四类。"女式"及"类人猿式"较有利于生产，而"男式"及"扁平式"都不利于阴道式生产。其实，临床可见多是混合型骨盆，而且人们无法通过肉眼来透视骨盆的形态，屁股大比较会生小孩的说法，也只是臆测。

第240～241天 停止工作

我国的《女职工劳动保护特别规定》中，有针对女职工在劳动和工作中因生理特点造成的特殊困难而制定的规定，还指出了女职工在孕期禁忌从事的劳动内容。

怀孕是一个特殊的生理过程，孕妈妈可根据情况，保障自己的合法权益。必要时，还可以适时停止工作，确保母婴安全。

如果孕妈妈工作的环境相对安静、清洁，且危险性较小，或是只需坐在办公室中，同时身体状况良好，那么可以一直工作到预产期的前一周或两周。

如果孕妈妈的工作需要长期使用电脑，或是在工厂的操作间、阴暗嘈杂的环境中，孕妈妈在怀孕期间就应及早调动工作。如果不能调动，建议孕妈妈听从医生指导，选择在合适的时间离开工作岗位，留在家中安心待产。

如果孕妈妈的工作需要经常走动或站立，如商场销售人员、酒店服务人员等，建议孕妈妈在预产期前的三周左右离开工作岗位，回到家中待产。

按照有关规定，育龄妇女可享受98天的产假，怀孕满38周的上班族准妈妈可在家中休息，为临产作准备。

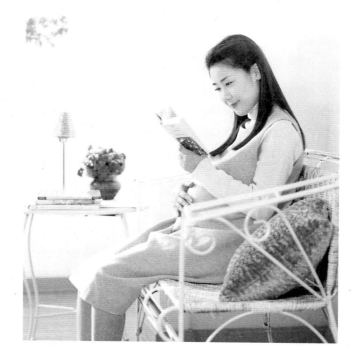

第242~243天
如何应对天冷天热

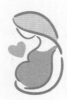

👣 不宜长时间使用电扇和空调

　　由于孕妈妈的新陈代谢十分旺盛，皮肤散发的热量也较多，基础体温比一般人高0.3~0.5℃，所以比一般人耐热能力差。在炎热的夏季，如果孕妈妈用电风扇久吹不停或长时间使用空调，就会有头晕头痛、疲乏无力、食欲下降等不良反应

出现。因为电扇和空调的风吹到皮肤上时，汗液蒸发作用会使皮肤温度骤然下降，导致表皮毛细血管收缩，血管的外周阻力增加而使血压升高；表皮血管呈舒张状态，血流量增多，尤其是头部因皮肤血管丰富，充血明显，对冷的刺激敏感，从而易引起头晕、头痛症状。孕妈妈出汗多时，更不要马上吹风扇或吹空调，因为这时全身皮肤毛孔疏

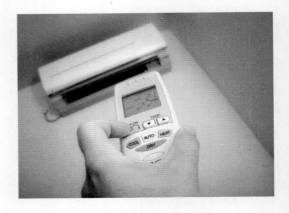

松，汗腺大开，冷风极易乘虚而入，轻者伤风感冒，重者高热不退，给孕妈妈和胎宝宝的健康造成危害。

👣 不宜用电热毯

　　天冷的时候，孕妈妈最好不要使用电热毯，因为使用电热毯时，由于人体和电热毯之间存在着电容，因此即使是绝缘电阻完全合格的电热毯，也会有感应电压产生并作用于人体。人体与电热毯之间的感应电压可达到40~70伏特，且有15微安的电流强度。这个电流虽小，但由于电热毯紧贴在孕妈妈身下，对处于发育阶段的胎儿可能存在潜在的危险，最易导致各种器官的畸形，影响胎儿智力发育。

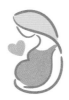

第244~245天
临近分娩的健康饮食

由于临产期越来越近，胎儿进入母体的骨盆中，孕妈妈上腹部的挤压感明显减轻。胃部感到比以前舒适了，因此食欲较之以前会增加。这一时期，孕妈妈为了保证生产时的体力，饮食除注意增加营养外，仍要以富含纤维素的蔬菜、水果为主，同时保证摄取足量的蛋白质、糖，以及钙、铁、磷和钾等营养元素。

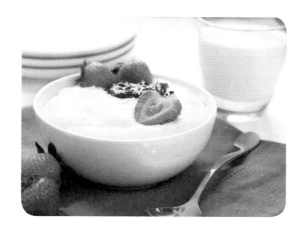

一天的饮食安排

◎早餐
主食：牛奶250克，奶油包2个（约150克）。
副食：各种新鲜拌蔬菜1小盘，鸡蛋1个，肉类50克。水果可选香蕉2个或苹果1个。

◎午餐
主食：米饭2小碗，或小花卷2个（量约150克）。
副食：炒三丁（鲜笋200克、胡萝卜100克、鸡肉100克），番茄里脊片（番茄酱100克、瘦猪肉150克），羊肉丸子白菜汤2小碗。下午水果为葡萄，约200克。

◎晚餐
主食：米饭2小碗，或馒头2~3个（量约150克）。
副食：香菇西蓝花（西蓝花250克、鲜香菇100克），红焖牛肉土豆（牛肉250克、土豆200克），菠菜豆腐排骨汤2小碗。

第246~247天
胎盘功能的检查

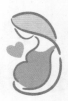

检查胎盘功能的好处

从妊娠36周开始，孕妈妈要定期到医院做有关胎盘功能的检查。做这项检查是为了关注胎盘功能的健康状况，如果发现了异常情况，医生就会根据孕妈妈的综合情况采取相应的措施，从而避免意外发生。

胎盘功能的检查方法

◎胎动计数

孕妈妈可以通过计算胎动的次数来判断是否存在胎盘功能不全。因为胎盘供血状态与胎动有着紧密的联系，如果胎盘功能减退，胎宝宝就会因缺氧而导致胎动减少。如果胎宝宝的活动次数突然下降超过50%，或逐日下降超过50%而不能恢复，或12小时之内少于10次，便可能是胎盘功能不全，孕妈妈应该引起高度重视。

◎胎心率监测

根据胎宝宝心率变化的情况也可以判断是否存在胎盘功能不全。如果胎宝宝活动时胎心率呈加速变化状况，即说明胎盘功能属于正常情况，一周之内不会发生因胎盘功能减退所导致的胎儿死亡现象。

◎化验检查

借助对胎盘分泌的孕激素、胎盘生乳激素、绒毛膜促性腺激素等激素的检查，可以判断胎盘功能是否正常。

◎B超检查

B超不仅能对早期妊娠、异位和异常妊娠作出诊断，而且能对胎儿生长情况及生长速度、胎儿存活、胎儿大小、胎盘位置、胎盘成熟度、羊水多少等进行探查。

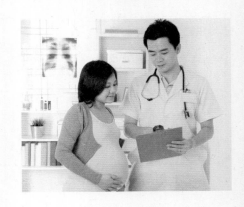

第248天
关于胎儿宫内发育迟缓

什么是胎儿宫内发育迟缓

胎儿宫内发育迟缓是指妊娠满37周，胎儿出生体重低于2500克，或低于同孕龄正常平均体重的两个标准差，或低于同孕龄正常平均体重的10个百分点。这样的婴儿成长发育较差，大约在1年之内，躯干的发育和智力均赶不上正常儿。这种病在我国发生率平均为6.39%，是围产期的主要并发症。

胎儿宫内发育迟缓的原因是什么

一般情况下，造成胎儿宫内发育迟缓有以下三个方面的原因。

1.孕妈妈方面的因素。孕妈妈患有慢性疾病或产科方面的并发症，有接触化学毒物或放射线等历史。

2.胎儿方面的因素。由于胎儿细胞分裂规律紊乱影响发育，或者缺乏某种基因影响蛋白质合成等引起先天性畸形。

3.胎盘方面的因素。如胎盘发育不良，胎盘较小，胎盘形态多呈分叶状，因此，通过胎盘供应胎儿的营养物质必然受到影响。

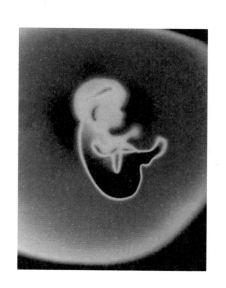

如何预防胎儿宫内发育迟缓

孕妈妈应避免接触毒物和放射性物质，勿吸烟、酗酒等；妊娠后应避免病毒感染，忌乱服药；从妊娠3个月起，应特别注意增加蛋白质、维生素、铁、钙的摄入；注意防治妊娠高血压疾病、肾炎等内科并发症，避免影响子宫胎盘供血。

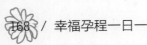

第249天
孕妈妈的自我监护

鼻塞和鼻出血的原因

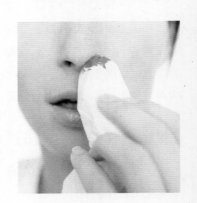

大约有20%的孕妈妈在妊娠期会发生鼻子不畅和鼻出血，尤以最后3个月多见。这常会使孕妈妈误认为是患了感冒，因而担心腹中的宝宝受到影响。实际上，妊娠期鼻堵塞不一定是患了感冒，其中大部分是内分泌系统的多种激素刺激鼻黏膜，使鼻黏膜血管充血肿胀所致。此时不用担心，这种现象常在分娩后消失，不会留下后遗症。因此孕妈妈不用紧张，否则会加重鼻塞的症状。

鼻塞的处理

孕妈妈在鼻子不通气、流鼻涕时，可用热毛巾敷鼻，或用热蒸汽熏鼻部，这样可以缓解症状。孕妈妈不要擅自使用滴鼻药物，如麻黄素、滴鼻净等。特别是患有高血压的孕妈妈，使用麻黄素类药物会加剧血压升高；即使使用激素类、抗组胺等抗过敏药也应遵医嘱，以免服用后影响胎儿的正常发育。

鼻出血的处理

发生鼻出血时，孕妈妈可用手捏鼻翼，便能很快止住血；如果仍未止住，可在鼻孔中塞一小团清洁棉球，紧压5～10分钟，并捂住鼻柱。若是鼻出血较多或经常反复出现，孕妈妈应及时去医院做检查，因为这种情况大多伴有妊娠高血压疾病、妊娠血管瘤。如能早期诊断和早期治疗，则可预防孕妈妈和胎儿发生严重的不良后果。

第250天　专家指导

孕妈妈不宜滥服鱼肝油

　　鱼肝油含有丰富的维生素A和维生素D，是治疗维生素缺乏症的营养品。许多妊娠女子认为鱼肝油含维生素丰富，对胎儿有益，便大量服用，殊不知过多服用鱼肝油，会导致胎儿畸形。

　　国外遗传和生理学专家在研究和调查中发现，那些用维生素A、维生素D治疗皮肤病的妊娠女子，生下了很多畸形婴儿。因为大量食用鱼肝油后，孕妈妈体内的维生素D过量，会引起胎儿主动脉硬化，不仅会影响其智力的发育，还会导致肾损伤及骨骼发育异常。为使后代健康成长，妊娠女子在服用鱼肝油时一定要慎重。

不要随便注射催产针

　　催产针是产科医生常用的催产物，它能增强子宫的收缩。很多人认为只要胎宝宝足月就可以使用催产针，让宝宝快点出生，其实这种想法是错误的。催产素虽然有催生的作用，但如果使用不恰当，就可能使子宫收缩过强或不协调，使得胎宝宝在子宫内窒息。当胎位不正或骨盆狭窄时，用了催产素后就可能引起子宫破裂，因为催产素即使能使子宫收缩增强，但胎位不正、骨盆小，胎儿就无法通过产道，最终导致子宫破裂。

　　因此，在打催产针之前一定要检查胎位情况和骨盆的大小，然后根据具体的情况来判断是否能打催产针。

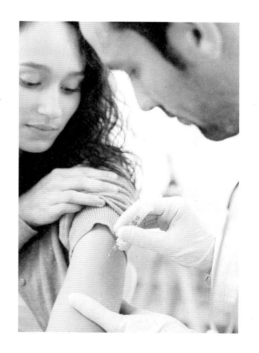

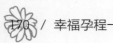

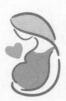

第251天
孕9月胎教学折纸

今天，孕妈妈来动手折一只小鸟吧，边折边告诉宝宝折叠的过程，就像宝宝在身边，你在教他折纸一样。

- **步骤1：** 取一张正方形的白纸，对折后得到一条虚线；
- **步骤2：** 将左右两边的角向中间的虚线折叠；
- **步骤3：** 再沿中间的虚线向反方向对折；
- **步骤4：** 将三角形的尖角朝上，从左边的纸尖角处向下折；
- **步骤5：** 翻转过来，将线压实；
- **步骤6：** 将朝上的尖角折成小鸟的嘴的形状；
- **步骤7：** 将右边的纸按虚线折两折，成小鸟的尾巴；
- **步骤8：** 再画上眼睛，一只小鸟就完成了。

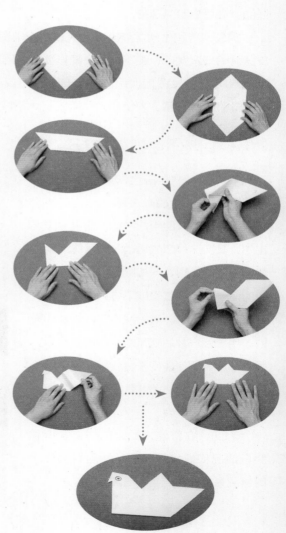

第252天
孕晚期实用体操

怀孕、临产阵痛及分娩都会给孕期女性的身体增加很大的负担。如果在孕期经常做一些适应性运动和练习，就能帮助孕期女性顺利度过妊娠期。另外，这些运动和练习，对分娩过程和产后体形的恢复都有好处。

◎**脚部运动**

脚尖和踝关节的柔软活动，可使血液循环畅通，而且对强健脚部肌肉也是行之有效的。

坐在椅子上，腿和地面呈垂直状态，两脚并拢，脚掌平放在地面上，脚尖使劲向上跷，待呼吸1次后，再恢复原状。

把一条腿放在另一条腿上，上侧脚尖慢慢地上下活动，约2分钟后两腿位置互换，同样的要领练习2分钟。每日数次，每次4分钟左右。

◎**盘腿坐运动**

这项运动可以松弛腰关节，伸展骨盆的肌肉，可使婴儿在分娩时容易通过产道，顺利生产。

盘腿坐好，精神集中，把背部挺直，收下颌，两手轻轻放在膝盖上（双手交叉按膝盖也可以），每呼吸1次，手就按压1次，反复进行。按压时要用手腕按膝盖，一点一点用力，尽量让膝盖一点点接近地面。

运动时间可选在起床前、白天休息时或晚上睡觉前，每次各做5分钟左右。

◎**扭转骨盆运动**

这项运动能够加强骨盆关节和腰部肌肉的柔软性。

仰卧，双肩要紧靠在床上，屈膝，双膝并拢，带动大小腿向左右摆动，要慢慢有节奏地运动。接着，左腿伸直，右膝屈起，右脚平放在床上，右腿的膝盖慢慢地向左侧倾倒。待膝盖从左侧恢复原位后，再向右侧倾倒，以后左右腿可交替进行。

最好在早晨、中午、晚上各做5～10次。

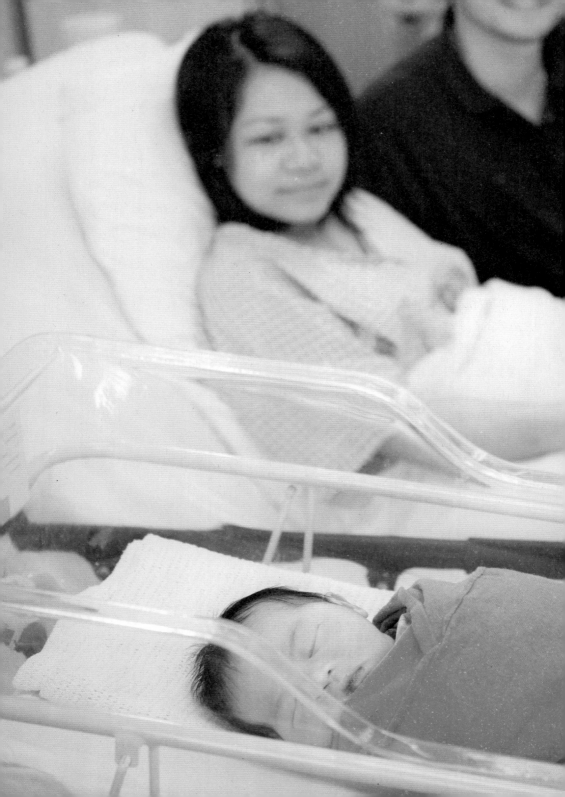

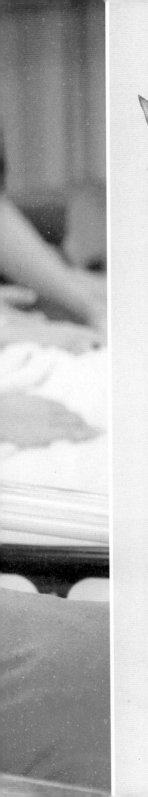

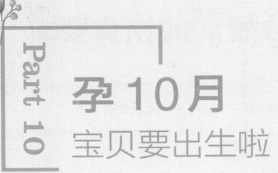

Part 10

孕10月
宝贝要出生啦

孕10月妈妈的身体变化

孕妇子宫底高30~35厘米。由于胎儿下降，孕妇腹部凸出部分有稍减的感觉，胃和心脏的压迫感减轻，呼吸也顺畅了一些，但因为下降的子宫压迫膀胱，尿频、便秘更为明显，而且阴道分泌物增多了，产道也变得柔软有弹性。

孕10月胎儿的成长

这阶段胎儿身长50~51厘米，体重2900~3400克。皮下脂肪继续增厚，体形圆润，皮肤没有皱纹，呈淡红色。

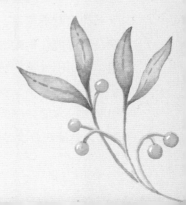

第253～254天
分娩前的饮食要求

为了保证孕妈妈营养的需要，此阶段每天的膳食最好做到以下几点。

1.摄取主食400～500克，植物油50毫升。

2.蛋类可以提供孕妈妈需要的优质蛋白质、B族维生素和铁等，因此，孕妈妈应每天食用1～3个鸡蛋。

3.摄取各种鱼、瘦肉等80～150克，每周最好食用300～500克动物肝脏。

4.孕妈妈适量吃些豆类食品，将对胎儿大脑十分有益。每天可食用200克大豆制品。

5.每日必须食用400～500克新鲜蔬菜，如芹菜、油菜、萝卜、番茄等，新鲜水果如苹果、香蕉、橘子、红枣等，根据个人情况选择食用。

6.为了保证碘的摄入，孕妈妈每天应食用海鱼、海虾、紫菜等。

准备巧克力

产妇在临产前要多补充些热量，以保证有足够的力量屏气用力，顺利分娩。很多营养学家和医生都推崇巧克力，认为它可以充当"助产大力士"，并将它誉为"分娩佳食"。一是由于巧克力营养丰富，含有大量的优质碳水化合物，而且能在很短时间内被人体消化吸收和利用，产生出大量的热能，供人体消耗。二是由于巧克力体积小，发热多，而且香甜可口，吃起来也很方便。产妇只要在临产前吃一两块巧克力，就能在分娩过程中产生热量。

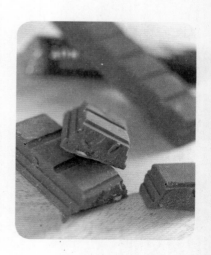

第255天　入院时间的选择

正常的孕妈妈在出现临产先兆时应及时入院。如果入院时间太早，时间过长还不分娩，孕妈妈的精神容易紧张，也很容易疲劳，会引起滞产。如果入院太晚，又容易发生意外，危及孕妈妈和孩子的生命。一般情况下，出现以下情况入院待产比较合适。

临近预产期。如果平时月经正常的话，基本上是预产期前后分娩，所以，临近预产期就要准备入院。

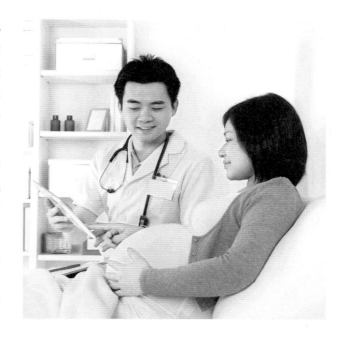

尿频。孕妇本来就比正常人的小便次数多，间隔时间短，但在临产前上厕所后突然感觉到又要小便，说明胎儿头部已经入盆了，应立即入院。

子宫收缩增强。当宫缩间歇由时间较长，转入逐渐缩短，且持续时间逐渐延长，强度不断增加时，应赶紧入院。

见红。在分娩的24小时内，50%的女性常常有一些带血的黏液性分泌物从阴道排出，称"见红"，这是分娩即将开始的一个可靠征兆，应立即入院。

另外有以下情况者，应该提前入院作好准备。

1.高危孕妈妈应提早入院，以便医生检查和遇到意外时及时采取措施。

2.过去有不良性生育史，如流产、早产、死胎、新生儿畸形等。

3.妊娠中出现某些异常现象，如羊水过少、羊水过多、妊娠高血压等。

4.妊娠合并内科疾病，如心脏病、肝炎、肾炎等疾病。

第256天　物品的准备

怀孕到第10个月时，分娩时所需要的物品就要陆续准备好，这些物品主要包括孕妇的和婴儿的用品。

准备孕妇的用品

产妇的证件。医疗证、挂号证、医疗保险证。

衣物。肥大的睡衣或内衣至少2套；棉质内裤4～6件；棉质、宽带、前面或侧面可拉开的胸罩2～3件；棉线袜2双，拖鞋1双。

日常用品。毛巾7或8条；小盆1个（产妇洗下身专用）；牙刷、牙膏、梳子、护肤品等洗漱用具1套；产妇用卫生巾及卫生纸各适量。

母乳喂养用品。手动吸奶器1个，乳头保护天然油脂适量，消毒湿巾1条，乳头保护罩1个。

其他。餐具1套，塑料或金属饼干筒1个（放置小食品），以及记录纸、笔（产妇或家属住院期间记事用）、零钱、手机等。

准备宝宝用品

婴儿洗澡用品。婴儿专用的洗浴用品，2条软毛巾（洗身体用），1条洗脸用的小毛巾，1条用来擦干身体的大毛巾，以及椭圆形的浴盆、消毒棉球或纱布。

婴儿床上用品。活动床或摇篮（可供婴儿白天使用），1条小毛毯或被子，带栏杆的婴儿床，数条棉质床单（以备尿湿更换用），可在婴儿床上吊挂的小玩具。

婴儿食品。配方奶粉，补钙品。

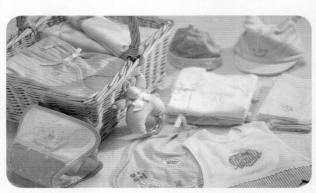

第257天　准爸爸必修课

准爸爸要体贴妻子

随着妊娠天数一天天增加，尤其到了妊娠后期，丈夫要为妻子分娩作好充分的准备。准爸爸还要像以前那样在情感上关心体贴妻子。分娩前，准妈妈行动不便，丈夫要给予多方照料，体贴入微：每日与准妈妈共同完成胎教的内容，这时已到了胎教的最后阶段，一定要把胎教坚持到底；还需要每日陪准妈妈活动、散步，这样有利于子宫收缩，只是不能让准妈妈太疲劳了。

准爸爸应为分娩作准备

准爸爸要确定好医院的住院床位，安排好送妻子去医院的交通工具及应付紧急情况发生而准备的措施，整理好母子的衣服、用具，还要有足够的经济准备，以支付分娩所需费用及产后妻子和孩子补充营养的费用。

准爸爸产前学习班

在妊娠晚期，孕妈妈对分娩大都怀着既期待又恐惧的矛盾心理。一方面，因为腹部膨大，压迫下肢，活动不能随心所欲，同时出现尿频、便秘等症状，这使得孕妈妈易出现激动和心烦情绪；另一方面，孕妈妈对丈夫和其他亲人的依赖心理也会增强。此时，准爸爸可以去上产前学习班，学习一些缓解妻子精神紧张的方法，如帮助孕妈妈洗浴、做家务劳动、陪孕妈妈散步等，还可以帮助妻子进行辅助分娩和呼吸技巧练习。

准爸爸应为准妈妈按摩

准爸爸经常为准妈妈进行按摩，这样不仅可以减轻孕妈妈的妊娠纹和赘肉，而且也是向妻子表达爱意的一种方式。按摩增进夫妻间的感情，使得准妈妈经常处在愉悦的状态，当准妈妈心情愉快时，胎宝宝也会发育良好。

第258~259天
临近分娩的健康饮食

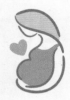

孕10月的饮食原则

由于临产期越来越近，胎儿进入母体的骨盆中，孕妈妈上腹部的挤压感明显减轻。胃部感到比以前舒适了，因此食欲较之以前会增强。这一时期，孕妈妈为了保证生产时有足够的体力，在饮食中，除了注意要增加营养外，还要多吃富含纤维素的蔬菜、水果，同时摄取足量的蛋白质、糖，以及钙、铁、磷和钾等营养元素。此外，孕妈妈适量吃些豆类食品，将对胎儿大脑十分有益。每天可食用200克大豆制品。最后，孕妈妈每天要保证充足的水分，富含各种矿物质的汤水也是必不可少的。

一天的饮食安排

◎早餐
主食：牛奶250毫升，果酱75克，面包约100克。
副食：虾仁清炒鸡蛋（鲜虾仁100克、鸡蛋2个），其他清淡烩菜1小碟（生菜量约250克）。餐后可加苹果1个（约150克），或香蕉2个（150~200克）。

◎午餐
主食：米饭2小碗，或小花卷2个（均在150克左右）。
副食：糖醋排骨（猪排骨250克、番茄酱少许、白糖50克、醋20克），芹菜拌牛肉（熟牛肉100克、焯芹菜150克），清炖香菇鸡翅（鸡翅150克、鲜香菇100克）。

◎晚餐
主食：荷包鸡蛋挂面2小碗，或包子2~3个（面粉量均在100克以内）。
副食：鲜蘑菜心（鲜口蘑150克、菜心250克），豌豆瘦肉丁（鲜豌豆150克、猪瘦肉100克），鲫鱼清炖豆腐汤2小碗，餐后水果（约100克）。

第260～261天
孕10月胎教欣赏名画

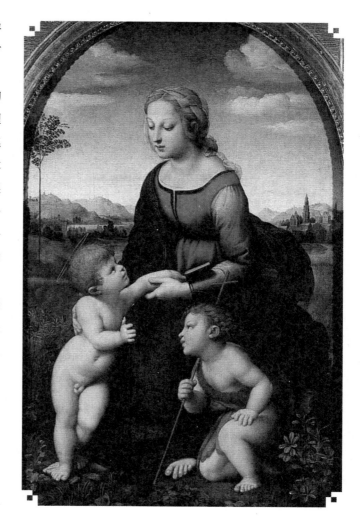

临近分娩，有些孕妈妈会比较紧张，一方面害怕分娩时的疼痛，一方面又很期待宝宝的出生，这种矛盾的心理会让许多孕妈妈感到焦虑不安。加上此时身体沉重，许多运动受到限制，所以，此时欣赏一些世界名画不失为一个缓解孕妈妈焦虑情绪的好方法。

下面这幅画为拉斐尔所作的油画——《美丽的女园丁》。此画通过描绘美丽的女园丁亲切、和蔼的形象，表现了圣母马利亚的世俗之爱的精神，笔锋细腻，技巧完美。画中赤子的纯洁可爱，对于母亲的依恋，给人一种阳光普照的亲情感。此画生动传神地传达了作者对美好生活的渴望。孕妈妈集中注意力凝视画面，是不是也感受到了这种美好呢？

第262天　预防胎儿窘迫

什么是胎儿窘迫

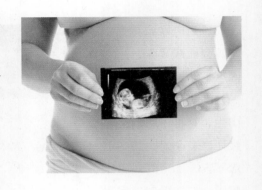

胎儿窘迫是指胎儿因在宫腔内缺氧而引起的一系列症状。产前或临产时缺氧均可导致胎儿窒息死亡。胎儿窘迫常因为母体血液中含氧量不足、胎盘功能不全或胎儿血循环受阻（脐带受压）所致，从发生的速度可分为急性和慢性两类。慢性胎儿窘迫常发生于产前阶段，多见于孕妈妈在怀孕前已有的全身性疾病，如贫血、肾病等。

发生急性胎儿窘迫的原因

1.脐带并发症，如脱垂、打结、过短等。

2.胎盘并发症，如胎盘早剥、前置胎盘、血管前置。

3.难产处理不当。

4.胎儿因素，如胎儿出血、大脑产伤，或止痛及麻醉剂应用不当。

如何预防胎儿窘迫

1.应认真做好产前检查，尽早掌握自己有无可能发生慢性胎儿窘迫，如有则要积极进行治疗。如怀孕时伴有妊娠中毒症、过期妊娠、妊娠期合并全身性疾病等，需进行胎心监护，对妊娠整个过程进行严密观察。

2.临产时去医院住院，医生会给孕妈妈进行胎心监护。绝大多数可通过早期发现、及时正确处理来降低新生儿窒息及死产、新生儿死亡等发生率。

第263天
学会不同的呼吸法

到此时孕妈妈身体已经非常笨重，几乎进行不了什么活动了，唯有散步是孕妈妈最适宜的运动。这时的孕妈妈在散步时应该抬头、挺直后背、伸直脖子、收紧臀部，保持全身平衡，稳步行走。孕妈妈还可以进行一些利于分娩的呼吸运动、盆底肌肉锻炼等。学会不同的呼吸法是很重要的，在分娩中孕妈妈可在不同的时间里灵活运用每一种技术，以此来帮助自己放松，保持体力，控制身体，抑制疼痛，以使自己感到镇静。呼吸是分娩中减轻产痛最常用的方法，但呼吸也有技巧，分为深呼吸、浅呼吸和短促呼吸。

◎深呼吸

深呼吸适合于子宫收缩开始和结束的时候。其技巧是孕妈妈尽量做到放松，当吸气时，会感觉到肺的最下部充满了空气，胸廓下部向外和向上扩张。如果孕妈妈舒适地坐着，家人把手放在孕妈妈的背下部，能够通过吸气使其移开。

◎浅呼吸

浅呼吸适合于子宫收缩达到高点的时候。技巧是吸气要浅，感觉吸到肺的上半部，当肺的上部分充满气体时，胸部的上部和肩胛就会上升和扩大。

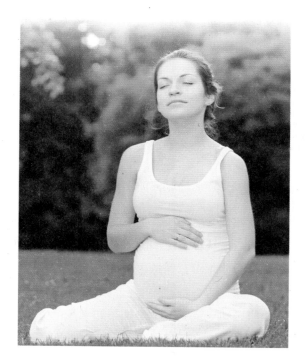

第264天
临近分娩的心理保健

孕妇临近分娩时的心理反应

分娩对孕妇来讲是一件重大的应激事件，特别是初产妇，恐惧、焦虑、忧郁是她们最常见的心理反应，然而准妈妈在分娩时，心情越紧张，肌肉就会绷得越紧，产道不容易撑开，婴儿不能顺利出来，不但疼痛会更厉害，而且还会造成难产、滞产。相反，心情舒畅，让肌肉和骨盆放松，婴儿才能顺利通过。

缓解临产前紧张情绪的方法

1.定期做好孕期保健、定期检查，确保宝宝的安全，消除担心。

2.注意营养、休息，经常散散步，听听轻音乐，尽可能地放松自己，或看一些喜剧片，读一些有益的书籍，不看恐怖影视、小说，以免增加额外的紧张。

3.安排好分娩前的准备工作，协商好分娩过程中可能出现的问题和解决办法。

减轻分娩疼痛的心理疗法

孕妇应增加分娩的信心，保持良好的情绪，从思想上消除对分娩的恐惧不安的心理障碍；保持平静的心情，想象生产顺利的情景，同时自我暗示"很快就能见到宝宝了"。参加孕妇学校的课程，了解生产的过程和引起疼痛的原因，有助于克服对分娩的恐惧心理。

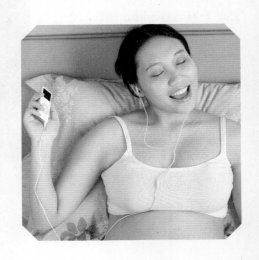

第265天 如何应对 随时可能发生的分娩

预产前2周随时有发生分娩的可能。这时，孕妇每天都会感到几次不规则的子宫收缩，经过卧床休息，宫缩很快就会消失。孕妇需要保持正常的生活和睡眠，吃些营养丰富、容易消化的食物，如牛奶、鸡蛋等，为分娩准备充足的体力；要注意了解所选择分娩医院的情况及相关要求，还要将入院分娩时应带的用品归纳在一起，放在家属都知道的地方。

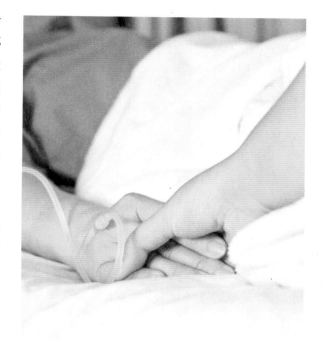

1.分娩时体力消耗较大，因此分娩前孕妇必须保证充分的睡眠时间。

2.合理安排孕妇的生活，接近预产期的孕妇应尽量不外出和旅行，但也不要整天卧床休息，做一些力所能及的轻微运动还是有好处的。

3.临产前应绝对禁止性生活，免得引起胎膜早破和产时感染。

4.孕妇必须注意身体的清洁，由于产后不能马上洗澡，因此，住院之前应洗澡，以保持身体的清洁。尤其要注意保持外阴清洁，每天早晚用肥皂、温开水反复洗涤外阴、大腿内侧和下腹部。若到公共浴室洗澡，必须有人陪伴，以防止湿热的蒸气引起孕妇的昏厥。

5.在临产期间，准爸爸尽量不要外出，夜间要在妻子身边陪护。

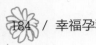

第266天　临产五忌

◎忌怕

很多孕妇对分娩有恐惧感，害怕疼痛和危险，临产期越近，越是紧张。其实这种害怕完全没有必要。分娩几乎是每个女性必经的一关，事到临头，人人都得承受。现代医学发达，分娩的安全系数大大提高，分娩手术的成功率接近百分之百，一般不会出现意外。

◎忌累

临产前，工作量、活动量都要适当减少，应该养精蓄锐，准备全力以赴地进入临产过程。

◎忌粗

妊娠末期不可粗心大意，要避免长途旅行或单独外出，以免突然临盆，措手不及。

◎忌忧

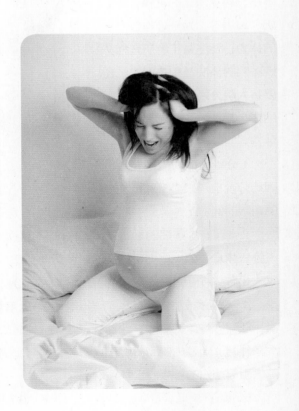

临产前要精神振作，情绪饱满，摆脱一切外在因素的干扰。尤其不应该顾虑即将诞生的婴儿的性别，家人也不应该给孕妈妈施加无形的压力，免得给孕妈妈带来沉重的心理负担，使分娩不顺利。

◎忌急

到了预产期并非就要分娩，提前17天或推后7天都是正常的情况。孕妇不要着急，也不要担心，因为这些都无济于事，否则会损伤自己的身体，影响了胎儿的发育。

第267～269天
分娩方式的选择

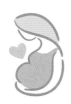

目前医院一般采用三种分娩方式，即自然分娩、无痛分娩与剖宫产。

自然分娩

自然分娩又称阴道分娩，是在产力的作用下，胎儿头部从最小径线通过母体产道，自然娩出的过程。经过医生测量检查后，确认可自然分娩的孕妈妈均可施行。

对于多数孕妈妈来讲，最好的分娩方式还是自然分娩，因为自然分娩没有手术可能出现的并发症和创伤，分娩后活动自如，身体恢复快，子宫上不留瘢痕，如果再次分娩较瘢痕子宫的产妇危险性小。而且，自然分娩对胎儿有益，也不会出现手术生产时器械损伤新生儿的危险。

无痛分娩

无痛分娩也是自然分娩的一种形式，是指在分娩过程中用各种方法使产妇的疼痛减轻甚至使之消失。目前通常使用的分娩镇痛方法有两种：药物性的和非药物性的。药物性的是应用麻醉药或镇痛药来达到镇痛效果，目前应用最多。非药物性的是通过产前训练、指导子宫收缩时的呼吸等来减轻产痛；分娩时按摩疼痛部位或利用中医针灸等方法，也能在不同程度上缓解分娩时的疼痛。

无痛分娩并不是人人都适合，须经过妇产科和麻醉科医生认真检查后才能确定是否可以采取。如有妊娠并发心脏病、药物过敏、腰部有外伤史的产妇，应向医生咨询，由医生来决定是否可以进行无痛分娩。有阴道分娩禁忌证、麻醉禁忌证的人就不可以采用此方法。如有凝血功能异常，绝对不可以使用这种方法。

第270~271天　分娩的征兆

临近分娩的征兆

上腹部压迫症状减轻。妊娠36周后，孕妇的子宫和产道变软，胎头入盆，子宫开始下降，减轻了对膈的压迫。此时孕妇会觉得呼吸困难的现象有所缓解，胃胀、吐酸水、胃部灼热等症状都会明显地减轻。

不规律的宫缩。宫缩是指腹部阵阵无规则地发紧，宫缩没有规律，可能是1小时以上1次，也有可能十多分钟1次，而且每次持续的时间也不等，一般是几分钟到十多分钟。这是临近分娩的征兆之一，与真正的产前有规律的宫缩不相同，这种现象在疲劳和兴奋时更容易出现。

尿频。尿频也是临近分娩征兆之一。这是因为下降的胎头压迫，导致膀胱存尿量少，有点儿尿就感到憋尿，要上厕所，并不是由泌尿系统疾病导致。

分泌物增多。为准备生产，子宫颈管张开，因此阴道分泌物增多，为透明或白色有黏性的分泌物。

即将分娩的征兆

出现规则的子宫收缩。每隔10~15分钟1次，每次持续时间几十秒钟，即使卧床休息宫缩也不会消失，而且间隔时间逐渐缩短，持续时间渐渐延长，收缩的强度不断增强，这是临产的开始，应该立即去医院待产。

阵痛。周期性的子宫收缩就是阵痛。刚开始时是每半个小时或一个小时就会有15秒左右的腹部张力，然后间隔时间会越来越短，反复地加强规则的子宫收缩。到了10分钟1次规则阵痛时就是要开始分娩了。

见红。见红是指在分娩开始前24小时内阴道会排出一些血性黏液。当产妇"见红"时就表示24小时以内即将临产。

破水。由于子宫收缩不断加强，子宫内的羊水压力增加，羊膜囊就会胀破，"胞浆水"就会流出，这时应该立即将孕妇送往医院。一般情况下，孕妇会在24小时以内临产。

第272~274天 分娩过程全了解

第一产程

第一产程又称为宫口扩张期。开始时，子宫每隔10多分钟收缩1次，收缩的时间也比较短。后来，子宫收缩得越来越频繁，每隔1~2分钟就要收缩1次，每次持续1分钟左右。当宫缩越紧，间歇越短时，宫口就开得越快，产妇的疼痛就越明显。

胎膜破裂多发生在第一产程末，当位于胎先露前方的羊膜承受不了子宫收缩的压力时即发生破裂，羊水由阴道流出，流出的羊水经过产道，有助于胎儿通过。

有些产妇对分娩异常恐惧，精神十分紧张，即使是临产后子宫收缩引起的正常疼痛，也能使她们不休息，不吃东西，大喊大叫，结果使体力大大损耗，没有足够的力量来增加腹压，娩出胎儿。

在第一产程中记住阵痛时选择舒适的体位。除非医生要求应保持某种体位；阵痛间隙时休息，保存体力，养精蓄锐；及时补充高能量的营养食物，储备能量，顺利度过分娩第一期。

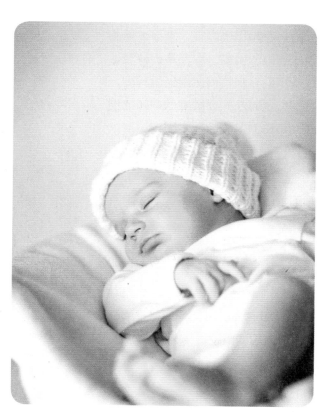

第二产程

第二产程又称为胎儿娩出期。此阶段胎儿在产道内继续下降的同时，还将完成一连串适应性的旋转动作。产妇随一阵阵宫缩会自发地屏气用力，在非自主性子宫收缩力和可受产妇主动调控的腹肌、肛提肌收缩力的协同作用下，胎儿被推出母体，降临人世间。

这一时期产妇要躺在产床上等候，助产人员会帮助分娩。产妇用力的大小和正确与否，直接关系到胎儿娩出的快慢、胎儿是否缺氧，以及产妇会阴部损伤的轻重程度。所以，这时产妇要按照助产师的指导，该用力时用力，不该用力时就抓紧时间休息。

这一时期当出现宫缩时，产妇的双脚要蹬在产床上，两手分别握住产床旁的把手，用力前深吸一口气，然后屏住，弯起背来（不要拱起来），收紧腹部肌肉，像解大便一样向下用力，并向肛门屏气。每次宫缩时，尽可能地持续用力，一次宫缩期间用力三四次，每次持续用力10秒左右，这样不会过度疲劳，且可较省力。

第三产程

第三产程即胎盘娩出期。从胎儿娩出后到胎盘娩出，一般不超过30分钟。胎儿娩出后，产妇顿觉腹内空空，如释重负，子宫收缩。如果超过30分钟胎盘不下，应听从医生的安排，由医生帮助娩出胎盘。胎盘娩出意味着整个产程全部结束。

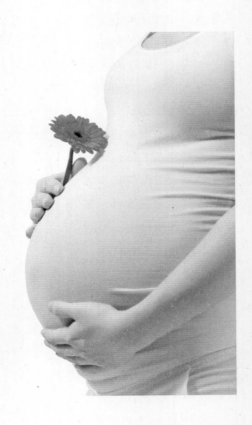

第275天
分娩当天怎么吃

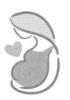

分娩前的饮食准备

在分娩前，产妇一定要重视饮食营养，很多产妇在监控分娩时因子宫阵阵收缩带来疼痛而不愿进食，甚至还会发生呕吐，这对于分娩是非常不利的。正确的方法是应该尽量少食多餐，吃些容易消化、高热量、低脂肪的饮食，如稀饭、面条、牛奶、鸡蛋等，以增加体力。为利于分娩，还要注意补充足够的水分，多喝糖水或含铁元素多的稀汤，为分娩时失去过多的水分作准备。

临产前可准备1～2千克优质羊肉（或猪肉）、250克红枣、250克红糖、50克当归。待临产前3天，每天取以上原料的1/3，洗净后，加入1升水，同放入锅中煮汤，煮熟后分为2份，早、晚各1次，服至分娩时为止。此方既可增加孕妇的体力，有利分娩，还可以安神，并防止产后恶露不尽，有益产后身体的恢复。

分娩时的饮食须知

分娩时，产妇要有足够的能量供给，才能有良好的子宫收缩力，才能将孩子娩出。第一产程中，由于不需要产妇用力，产妇可尽可能多吃些东西，以备在第二产程时有力气分娩。所吃的食物应以碳水化合物性的食物为主，因为它们在体内的供能速度快，在胃中停留时间比蛋白质和脂肪短，不会在宫缩紧张时引起产妇的不适或恶心、呕吐。

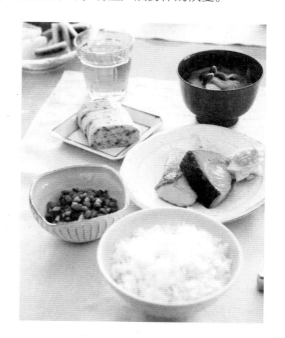

第276天
分娩时怎样配合医生

产妇分娩需要医生或助产人员帮忙，同时产妇也需要积极地配合才能使产程更顺利。产妇的分娩大多数是采用半坐位，即产妇躺在产床上，头部稍高，脚蹬在产床上。这种体位有利于分娩时助产人员为产妇保护会阴。

🐾 第一产程中如何配合医生

在第一产程中，宫口未开全，产妇用力是徒劳的，过早用力反而会使宫口肿胀、发紧，不易张开。此时产妇应做到如下几点：

1.保持思想放松、精神愉快。紧张的情绪会使食欲减退，引起疲劳、乏力，直接影响子宫收缩，影响产程进展。

2.保存体力，注意休息，适当活动。在阵痛间隙要保持安静，利用宫缩间隙好好休息，节省体力，切忌烦躁不安，消耗精力。

3.采取最佳的体位。除非是医生认为有必要，否则不要采取特定的体位。只要是对妈妈好的必定也对宝宝有利。任何体位，能使产妇减轻阵痛就是最佳的。

4.补充营养和水分。分娩时，

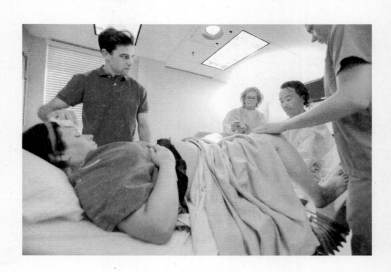

尽量吃些高热量的食物，如粥、牛奶、鸡蛋等，并保证水的摄入，以保障有足够的精力来承担分娩重任。

5.勤排小便。膨胀的膀胱一方面有碍胎先露下降和子宫收缩，另一方面膀胱也会因受压而充血、水肿，使膀胱的张力下降，发生排尿困难，增加尿路感染的机会。在产程中，应在保证充足的水分摄入前提下，每2～4小时主动排尿1次。

6.舒缓用力。在阵痛强烈时会不知不觉地使劲，但此时切忌屏气用力，用力要舒缓，精神要放松。

第二产程中如何配合医生

第二产程时间最短，但也是分娩的时期。宫口开全后，产妇要注意随着宫缩用力。宫缩间隙要休息，放松，喝点水，准备下次用力。当胎头即将娩出时，产妇要密切配合接生人员，不要再用力屏气，避免造成会阴严重裂伤。

第三产程中如何配合医生

在第三产程，产妇要保持情绪平稳。分娩结束后2小时内，产妇应卧床休息，此时可以喝些红糖水，少量进食，补充消耗的能量。一般产后不会马上排便，如果产妇感觉肛门坠胀，有排大便之感，要及时告诉医生，排除软产道血肿的可能。如有头晕、眼花或胸闷等症状，也要及时告诉医生，以便及早发现异常，并给予处理。

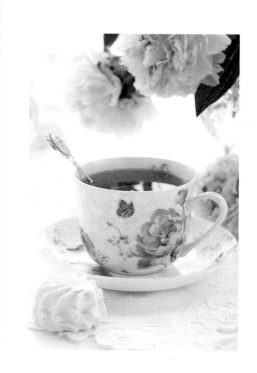

第277~278天
正确用力助分娩

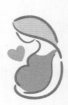

👣 仰卧用力

1.两腿充分张开，膝盖弯曲，后脚跟尽量靠近臀部。

2.两手向后举，抓住床头的栏杆或两侧的把手。

3.先充分吸气，从鼻子吐气的同时停止呼吸，几秒钟后再慢慢地像是要排便或打开肛门似的逐渐用力，此时要紧闭嘴唇，直到最后都不要让空气漏出来。从吸气、用力到吐气完毕，大约需要25秒。

要确定用力的方法是否正确，只要将手掌放在肛门附近，便可得知。方法正确时，手掌会被推向前；错误时，手掌几乎毫无感觉。此外，正确的用力方法是用的力量十分平均，如果只感觉手掌的前半部或后半部受推挤了，就表示方法错误。

👣 侧卧用力

1.侧卧时，身体下方的手肘轻轻弯曲，手掌放在脸旁。

2.双脚并拢，膝盖尽量弯曲，手抱住身体上方、大腿靠近臀部的地方。用双手抱也可，只是侧卧时，在身体下方的手容易疲劳。

3.头部不可弯得太低，背脊也不可拱起至眼睛看得到肚脐的程度。胸部先充分吸气，然后和仰卧的情形相同，暂停数秒钟后再用力。

👣 仰卧时抱住双脚用力

1.举起双腿，双手从外侧抱住膝盖内侧。双脚尽量靠近下腹部的两侧，并充分张开。

2.用力的同时，使下颌贴近胸口，双腿尽量张开。

3.如果双腿没有充分张开，反而并拢在一起，或是吸足气后马上用力，只有腹部鼓起时，用力效果自然不佳。

第279天
如何避免难产

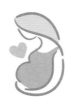

　　难产，医学术语称做异常分娩，是指分娩时间长、出血过多、母体和胎儿有生命危险的情况。顺产和难产在一定条件下也可以互相转化，如果顺产处理不当，可以变为难产，反之，难产处理及时，也可能变为顺产。避免难产应做到如下几点：

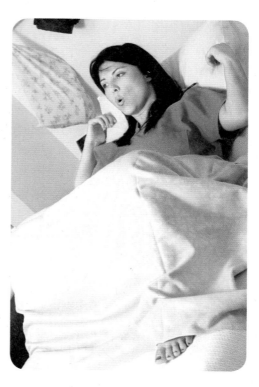

　　1.定期接受产前检查，对于妊娠贫血、高血压、胎儿体重异常、胎位不正等妊娠异常情况可及时进行处理，避免使其成为影响分娩正常进行的潜在异常因素。

　　2.分娩是一项耗时耗体力的劳动，既需要良好的机体状况，也少不了有对分娩过程足够的了解、充分的心理准备作为基础。孕妈妈应了解和掌握一些有助产程进展、缓解分娩阵痛的技巧。产妇对分娩的了解越多，准备越充分，信心越足，分娩成功的可能性就越大。

　　3.凭着充分的信心和准备，做好应该、能够做的事，对左右不了的事，交给医生解决。不要无谓地焦虑，只要尽孕妈妈所能主动参与分娩，发挥主观因素，对分娩施与积极影响，即放松、保证良好的休息与进食，并运用自己学习到的助产和镇痛技巧，你就为分娩成功增添了一份保障。

第280天 临产时
胎位发生变化怎么办

有些产妇在门诊产前检查时一直被告知胎位是正的，而生产过程中却被告知胎位不正。这是因为在门诊检查时，只要胎头向下，就认为胎位是正的，但是因胎头（枕部）的朝向和俯屈不同仍有胎位不正的存在，这种胎位不正只有在临产后才能被检查出来。遇到这种情况时，产妇不要慌张，要有自信心，相信经过自己和医生的共同努力能顺利分娩，这一点很重要，它是决定顺产的一个因素。然后通过和医生配合做到以下几点：

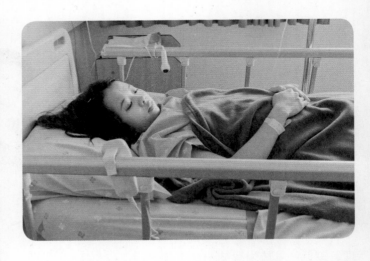

1.在医生的指导下，进行适当的运动，如行走、下蹲、俯卧等。

2.按照医生的要求取侧卧、屈腿等。

3.不要随意使用腹压，同时及时排大小便。

4.向医生了解产钳和剖宫产的利弊，以选择最有利的分娩方式。

5.要保持一个正确的心态，信任医生，尽可能采纳医生的建议，因为他们也都希望母婴安全健康。